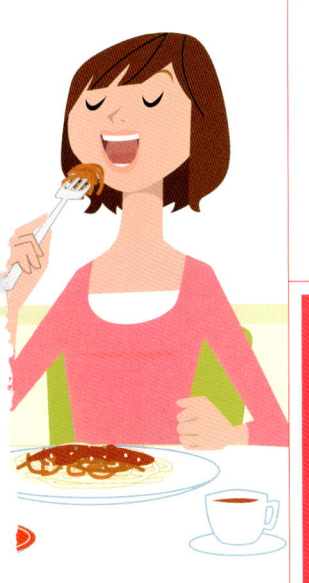
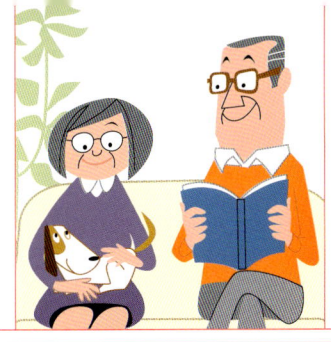
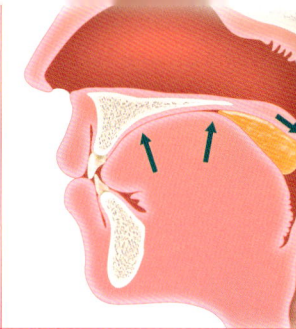

口が元気なら、若い！ぼけない！
口腔から ウェルエイジング

著 阿部伸一
Shinichi Abe

WELL AGING

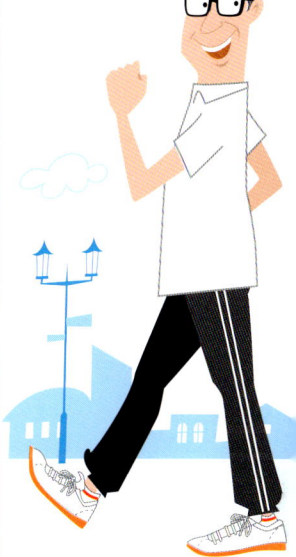
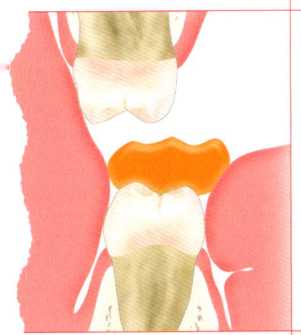
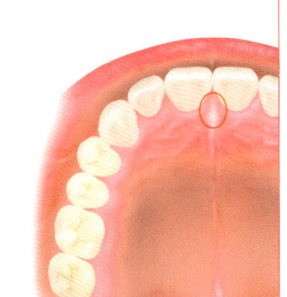
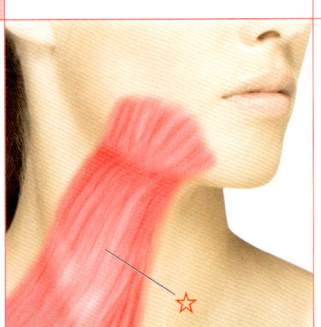
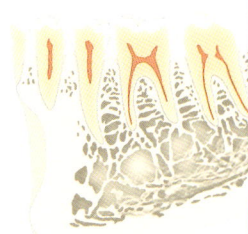
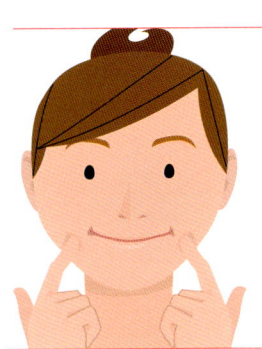
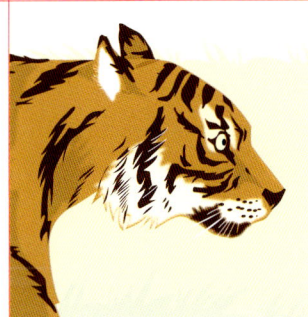
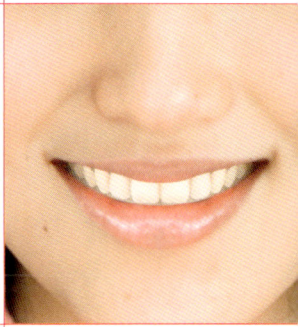

クインテッセンス出版株式会社　2013

Tokyo, Berlin, Chicago, London, Paris, Barcelona, Istanbul, Milano, São Paulo, Moscow, Prague, Warsaw, Delhi, Beijing, Bucharest, and Singapore

Prologue

　若々しく、健康に、そして穏やかに年を重ねていく"ウェルエイジング"な考え方を身につける事はとても重要なことです。このためにストレスを除去する、サプリメントの摂取など多くの事が考えられますが、実は普段の食事の習慣、食べ方、飲み込み方、食べる物、食べる量を少し工夫するだけで体は自然に"ウェルエイジング"に向かいます。すなわち、必要な栄養をよく噛んでゆっくり摂り、量を制限すると、体には多くの神秘的な現象が起こるのです。"ウェルエイジング"のキーポイントは口腔にあるのです。本書では「噛み方」「飲み込み方」、そして両者は「姿勢」と密接な関係にある事をわかりやすく科学しています。構成は、筆者がこれまで行ってきた研究結果、講演タイトルなどから50のトピックスを厳選・整理し、5つのPartでまとめました。

　Part 1では、「噛む」メカニズムを解体します。私たちは普段何気なく食べものを口に入れ、噛み砕いています。それは唇、頬、舌、歯などが協力して精密な動きを作り上げ、口に入れたものを「おいしい」と感じながら飲み込みやすい状態に変えていくのです。硬い煎餅も軟らかいショートケーキも、それら食べものの硬さや形に合わせて「噛む」ための力加減を脳がコントロールしていることを理解していただきます。Part 2では、噛み終わった食べものを「飲み込む」ための仕組みについて解説します。横になってテレビを見ながらでも私たちは「飲み込む」ことができます。これは「噛む」作業以上に"数々の組織の動きが同時にタイミングよく起こる"という奇跡と言っても良いくらいの協調運動の賜物なのです。「ゴクン」という飲み込む動作は1秒に満たない「アッ」という間の出来事です。この一瞬をコマ割りに解体して、わかりやすく説明します。

　人類は生まれてすぐミルクを飲んで、離乳食から普通の食事をするようになります。自然に身につく「噛み方」「飲み込み方」も、間違って習得するとなかなかそれを直すことができません。Part 3では、成長過程で学ぶべき「噛み方」「飲み込み方」の正しい知識を整理します。そして、われわれ人類は年をとって歯が抜けてくると「噛む」「飲み込む」ことが少し大変になってきます。いつまでも元気でいるためには、若い時からいくつかのことを意識して正しく「噛む」「飲み込む」ことを習得する必要があります。「習得する」といっても大変なトレーニングをするわけではありません。Part 4ではそのポイントを解説し

ます。そして最後のPart 5で、ウェルエイジングのために知っておきたいいくつかのトピックスを集めてみました。これらトピックスは、多くが「食べること」に関係しています。Part 1-4の知識があれば、これまで以上に内容を理解することができると思います。

　ウェルエイジングは口腔から始まります。そして全身の健康とも密接な関係がある事を、本書によって知っていただければ幸いです。

2013年1月

阿部 伸一

Contents

Chapter 1
「噛む」メカニズム — 7

- 8　Part 1　歯だけでは噛み切れない：唇の役割
  - 質問：「唇とはどこですか？」→回答：「赤い部分」は✕
- 10　Part 2　口腔は「噛む」ための舞台
  - 口腔とは何か
- 12　Part 3　頬の役割
  - 唇は筋肉で動いている
  - 表情筋の役割
  - トカゲが笑う？
  - トカゲには表情がない
- 14　Part 4　頬のおかげで食事がおいしい
  - 頬のおかげで食事がおいしい
  - 咀嚼のメカニズム
- 16　Part 5　働き者の舌
  - 舌はとても働き者
  - アッカンベーはなぜできる？
- 18　Part 6　口腔の天井：口蓋とその役目
  - 硬口蓋、軟口蓋、口蓋垂を感じてみよう
  - 口蓋は咀嚼を助けている
  - 味と匂いも伝える口蓋
  - 口蓋には神経が集中している
- 20　Part 7　歯の形には意味がある！
  - 歯の形には意味がある
  - ヒトはどんな歯をもっているか？
- 22　Part 8　唾液ってすごいんだ！
  - ネバネバの理由はムチン
  - 口腔は消化管とつながっている
  - 3大唾液腺→耳下腺、顎下腺、舌下腺
- 24　Part 9　味を感じるということ
  - 味蕾が味を決める？
- 26　まとめ：「噛む」をコントロールしているもの

Chapter 2
嚥下（飲み込み）のメカニズム — 29

- 30　Part 1　嚥下って？
  - 咽頭は「飲み込む」ための舞台
  - 咽頭は空気と飲食物の交通を整理する場所
- 32　Part 2　嚥下のプロセス（前編）
  - 食塊とは？
  - 認知（先行）期とは
  - 準備期とは
  - 嚥下のプロセス
  - 嚥下第1期：口腔相
  - 口腔相で動き出す「口蓋垂（のどちんこ）」
- 34　Part 3　嚥下のプロセス（後編）
  - 嚥下第2期：咽頭相
  - 嚥下第3期：食道相
  - 鼓膜の内部の気圧は咽頭で調節している
- 36　Part 4　嚥下反射の瞬間1
  口蓋垂（のどちんこ）の役目
  - 口峡閉鎖とは？
  - 鼻咽腔閉鎖
  - 逆立ちしていても飲み込める
- 38　Part 5　「噛む」と「飲み込む」は一連の動作
  - 鳥は咽頭で食事をする？
  - 咽頭から進化してきた頬の筋肉
- 40　Part 6　嚥下反射の瞬間2　弛緩する筋がある
  - 食道上部の括約筋
  - 咽頭における食塊の移送
- 42　Part 7　嚥下反射の瞬間3
  "のど仏"が動く大切な理由
  - 喉頭を前上方に動かす筋群
- 44　Part 8　嚥下反射の瞬間4
  誤嚥を防ぐ最後の砦：喉頭閉鎖
  - 誤嚥の恐怖。誤嚥はなぜ起こる？
  - 声門裂が閉じ、喉頭の蓋が閉じる
- 46　Part 9　むせる：危険回避に重要な動作
  - 大切な「むせる」という動作
  - むせないことの恐怖
- 48　まとめ：ヒトだけが危ない咽喉の構造

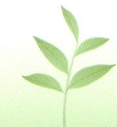

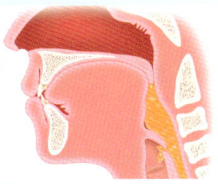
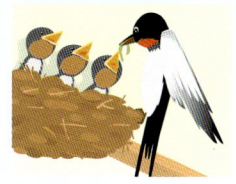
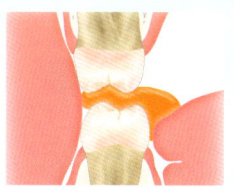
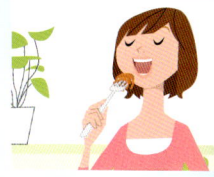

Chapter 3
機能と関係する口腔の形態の成り立ち —51

- **52** Part 1　口腔の進化
  わかりやすい口は高等動物の特徴
  口腔は呼吸をする場ではなくなった！

- **54** Part 2　食べるものが顎の形を決めてきた
  顎関節の進化
  顎の形の進化

- **56** Part 3　胎児期に獲得する口腔、咽頭の協調運動
  胎児期の咀嚼・嚥下トレーニング

- **57** Part 4　乳児嚥下と成人の咀嚼・嚥下は本質が同じ

- **58** Part 5　新生児期に噛み込む力を鍛えている
  「噛み込む」ために必要な筋

- **60** Part 6　6歳までに身につけさせたい3つの習慣
  「悪い癖：つめ噛み、指しゃぶり」が歯並びに影響する
  「正しい姿勢、正しく噛む、正しく飲む」この習慣を身につける

- **62** Part 7　小学生の時に身につけたい食習慣

- **63** Part 8　40歳代に身につけておきたい習慣とその効用
  40歳代の口腔内環境
  40歳代のこれから

- **64** Part 9　矯正治療が必要な理由
  矯正治療を希望する代表的な症例
  矯正治療の効用

- **65** Part 10　矯正治療の到達目標

- **66** まとめ：機能と関係する口腔の成り立ち

Chapter 4
口腔のエクササイズ —67

- **68** Part 1　口元セルフチェック
  第一印象の50％以上は口元で決まる！

- **70** Part 2　15以上の表情筋でさまざまな表情をつくる
  笑った時に口角を持ち上げる表情筋
  怒った時に口を「へ」の字にする表情筋

- **72** Part 3　咀嚼・嚥下機能にも役立つ表情筋
  上・下唇を閉じる表情筋
  表情筋の交差点の役割
  ふくれっ面も、ストローでジュースを飲むのも頬筋が活躍

- **74** Part 4　目、鼻、耳周囲の表情筋
  ヒトは耳を動かせない？ウサギの耳はなぜよく動く？

- **76** Part 5　頸部前方のラインを決める広頸筋：姿勢との関係
  二重あごの原因を考える
  リンパの流れを知る

- **78** Part 6　スマイルのための口元トレーニング
  口輪筋—頬筋をセットで鍛える

- **80** Part 7　口角を持ち上げる筋肉を鍛える

- **82** Part 8　唇-頬：抵抗体操
  唇-頬：抵抗体操〈1〉
  唇-頬：抵抗体操〈2〉
  唇-頬：抵抗体操〈3〉

- **84** Part 9　舌のトレーニング
  舌を鍛える

- **86** Part 10　若くあるための基本：姿勢を正しく！

- **87** まとめ：老化に逆らうことのできる筋組織

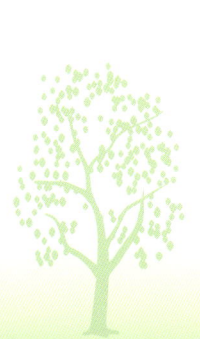
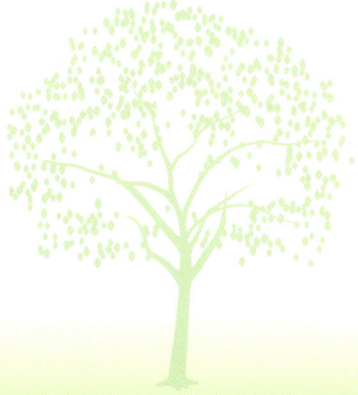

Contents

Chapter 5

口腔から全身の健康へ —— 89

- 90 Part 1 腹6分目の効用
  食欲と満腹感
- 91 Part 2 長寿遺伝子スイッチ・オン
  サーチュイン長寿遺伝子の機能
  サーチュイン遺伝子の効果に反論
- 92 Part 3 脳の活性化：
  歯と骨をつなぐ歯根膜の役割
  歯根膜センサーからの情報を受け取る部位
- 94 Part 4 噛む：生きる力の源
  "入れ歯"の効用
- 96 Part 5 筋力アップと健康
  筋力アップとウェルエイジング
- 98 Part 6 25回以上噛む
  食材を選ぶ
- 100 Part 7 体の酸化を防ぐ
  体の酸化が老化を早める！
  抗酸化物質を知る
- 101 Part 8 自律神経が支配する口腔内環境
  「体の中で自分では調節ができないもの」は何か？
- 102 Part 9 副交感神経優位な人生
  ―生き方の極意―
- 104 まとめ：「カラオケ、よく噛む、よく食べる」：
  ウェルエイジングのための合言葉

Column

- 14 咀嚼はお餅つき
- 16 生物の舌はさまざま
- 22 唾液が傷口を治す？
- 24 味覚は変わる
- 26 食事中思わず頬や舌を噛むのはなぜ？

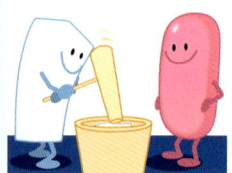
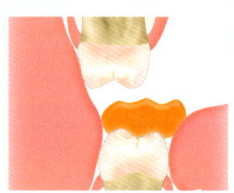
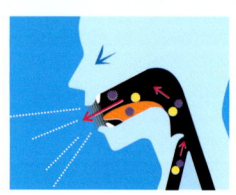
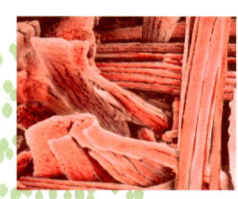

「噛む」メカニズム

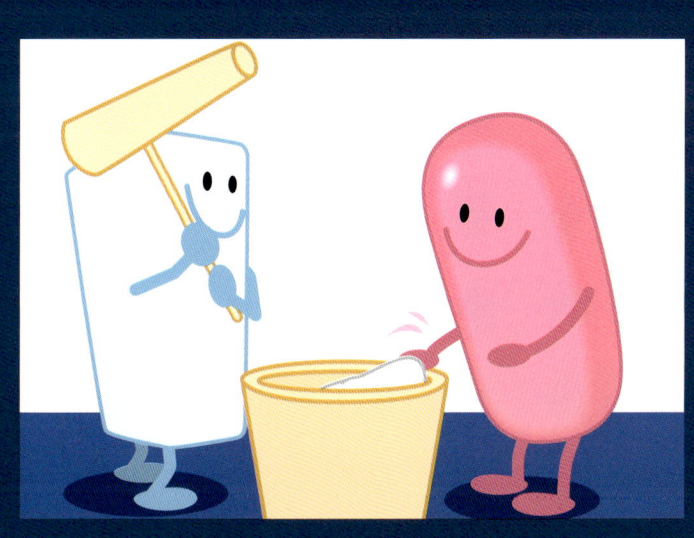

われわれは食事の際、適量を噛み切り、口の中に入れます。この動作の主役は言うまでもなく「前歯」ですが、実は前歯だけではうまく適量を口に運ぶことができません。あんパンのような固形食物であれば問題がないかもしれませんが、スイカのような固形＋水分が含まれた食物は噛み切った時に、口の中から水分をこぼさないための唇が必要です。唇は上下にありますので「上唇」「下唇」と呼びます。

質問：「唇とはどこですか？」
⇒回答：「赤い部分」は✕

「唇とはどこですか？」と聞かれれば多くの人は「赤い部分です」と答えるかもしれません。しかし、これは間違いです。正確には赤い部分だけを「赤唇」と呼びます。赤唇は上皮が角化しておらず、毛細血管が上皮付近まで入り込み、血液が透けてみえるため、赤くなっているの

図1　上唇・下唇の役割

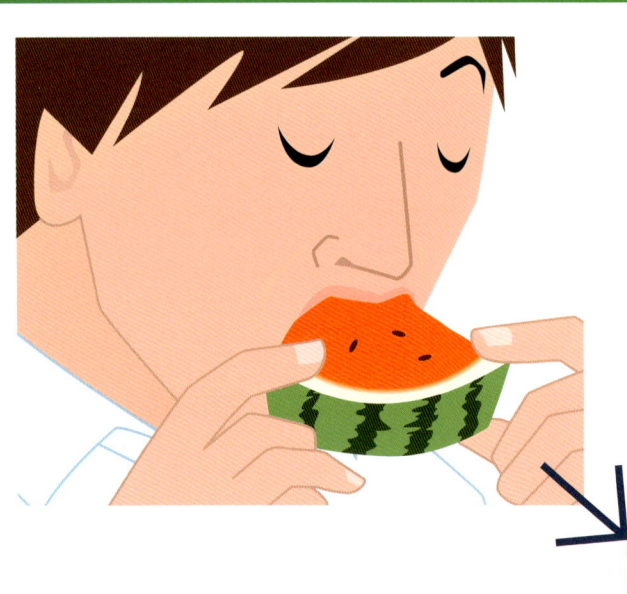
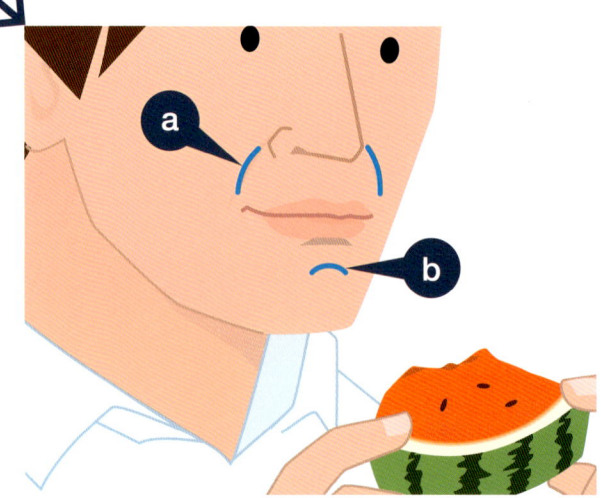

食物を噛み切る際、上唇・下唇は適量を噛み切り、水分などをこぼさないための役割を担う。
鼻唇溝（a）から内側が上唇で、外側は頬である。
また、オトガイ唇溝（b）までが下唇で、その下方がオトガイである。
赤い部分は赤唇といい、角化していないため赤くみえている。赤唇はあくまで上唇・下唇の一部である。

です。貧血の際など赤唇の赤みがなくなる（チアノーゼ）のはそのためです。

　鼻の下の端の両側に深い溝があります。鼻から唇へ溝が走るため、この溝のことを「鼻唇溝(びしんこう)」（**図1a**）と呼びます。上唇とは鼻の下を指し、鼻唇溝から内側の部分すべてです。その外側が頬です。「唇から毛（ヒゲ）が生える」と言う人がいたとします。なんとなくピンとこないかもしれませんが、これは間違いではないのです。

　では下唇はどこまでか？　下顎の中央部の骨は左右に2つ骨の高まりがあります。このあたりを「オトガイ」と呼ぶため2つの高まりを「オトガイ結節」と呼びます。白人はとくに高く、あごが割れたように見える場合もあります。この2つの高まりのやや上部に「オトガイ唇溝」という、横に走る溝があります（**図1b**）。まさしく、オトガイと下唇を分ける溝（オトガイ唇溝）という意味でついた名ですので、この溝から上が下唇ということになります。

　唇は体の表面積から考えると、きわめて狭い領域と言えます。しかしながら、唇から受け取る情報量は膨大です。事実、受け取る側の脳における表面積の広さがそれを物語っています。

　「ペンフィールドの地図」と呼ばれる有名な図があります（**図2**）。この図は大脳皮質表面における人体の各部分からの情報量の割合を表した図です。人体における表面積が広い胸部、腹部、背中はペンフィールドの地図では逆に小さいのです。これは胸、腹部、背中の皮膚からの感覚情報量が少ないことを意味しています。ここで上唇、下唇、とくに赤唇をみると胸、腹部、背中の領域に比べ、きわめて大きい面積をもつことがわかります。食物を噛み切る瞬間、多くの情報が脳に伝達され、これまでの記憶を呼び起こしながら、とっさの判断で噛み切る量などを決めているのです。

　唇は、軟らかくておいしそうなら多めの一口、硬くて噛むのが疲れそうなら少なめの一口などという具合に、これから噛むことを想定した振り分け作業を、人体の最初の扉で行ってくれているのです。

図2　ペンフィールドの地図

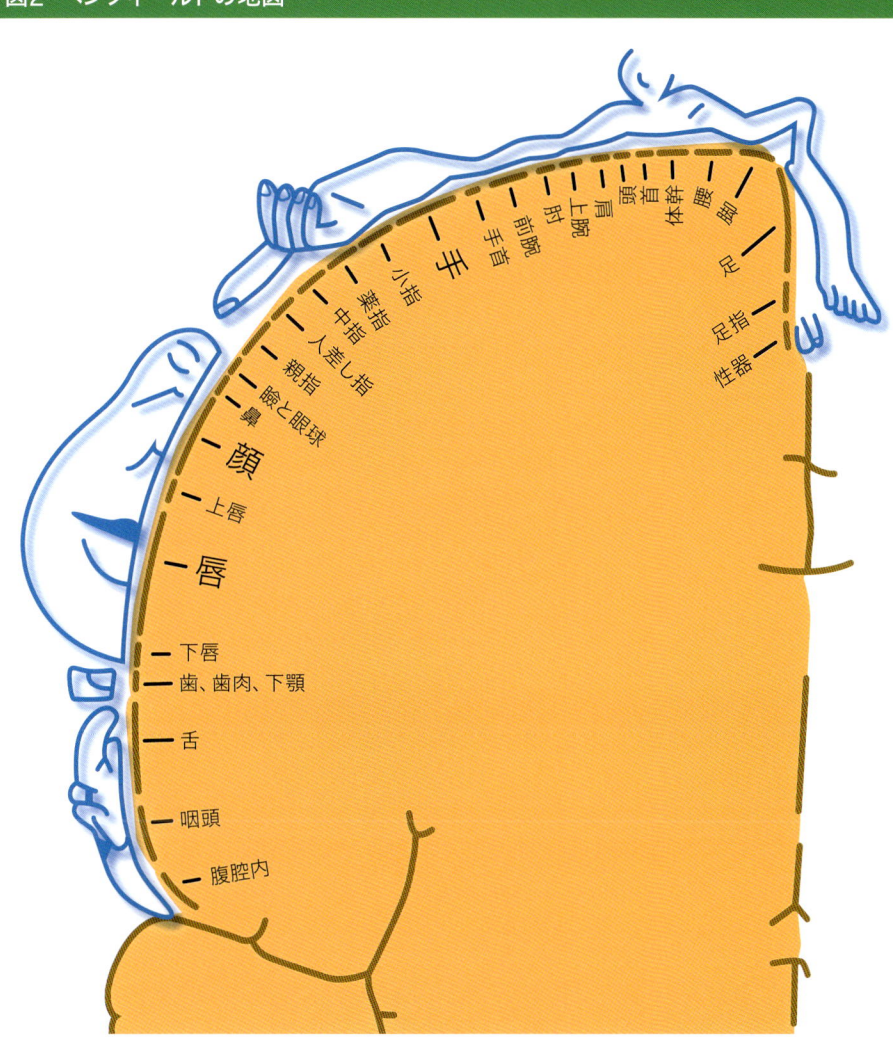

体の各部からの感覚入力が、大脳皮質の感覚野においてどの部位に投射されているか表したもの。たとえば背中の領域は狭く（感覚が鈍い）、手や唇の領域は広い（感覚が繊細）。この体性感覚（皮膚感覚、深部感覚、内臓感覚）の区分は「ペンフィールドの地図」と呼ばれる。

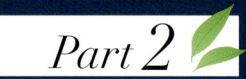

口腔は「噛む」ための舞台

われわれは食事の際、適量を口に入れ、噛んでいます。前歯で食物の一部を噛み切り、舌や頬で奥歯の上に食物をのせ、そして「噛む」。これを繰り返します。よく考えると、きわめて複雑な動作をほとんど無意識に行っていることがおわかりいただけると思います。この一連の動作には顔に備わる多くの部位が関与しています。

口腔とは何か

食物が口の中に入り、いったん留まり、「噛む」ことが始まります。この作業は口腔という広い空間で行われます（**図1**）。口腔は、一般的に「こうこう」と読みます。しかし、専門用語（歯科医師、歯科衛生士、歯科技工士などが使用する場合など）では「こうくう」と読んでいます。鏡で口腔を覗いたり、舌先で自分の口腔内を触ってみてください。歯と歯を支える骨、骨を包む硬い粘膜、上の顎（あご）から下の顎をカーテンのようにつなぐ頬の柔らかい粘膜。これらのさまざまな構造物で「口腔」という空間が作られています。この空間が「噛む」ための舞台なのです。

マンション、ビル、一戸建てなどのような建物にもその構造を維持する土台があります。それらは木の柱、鉄骨、鉄筋コンクリートなどです。地球上に存在する多くの立体的な構造物には、地球の重力に対抗して構造を維持するための土台が必要なのです。われわれの体も例外ではなく、その土台は骨です。200あまりの骨がさまざまな結合様式で「骨格」、すなわち、その人固有の体の形を作っています。そして周囲の筋、靭帯が骨格を維持します。このような骨格筋を「抗重力筋」と呼ぶ場合があります。

人の顔の骨格である頭蓋骨（ずがいこつ、とうがいこつ）はバラバラにしてみると23個に分かれます。種類は15種類で、左右に同じ形の骨がある場合は「1種類で2個」となり、全体では「15種23個」で構成されています。歯は上下の顎の骨、すなわち顎骨に杭を打ったように植立しています（**図2**）。しかし、歯は硬い骨（歯槽骨）で固定されており「噛む」たびに骨に深く埋もれていくことはありません（**図3**）。この歯の周囲の骨を歯肉と呼ばれるやや硬い粘膜が覆っています。

図1 噛むための空間である口腔

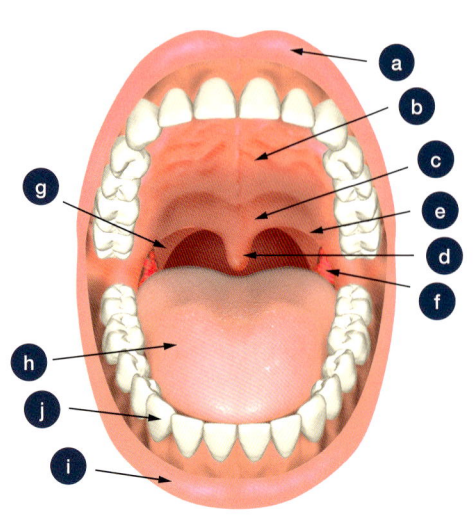

- a 上唇
- b 硬口蓋
- c 軟口蓋
- d 口蓋垂
- e 口蓋舌弓
- f 口蓋扁桃
- g 口蓋咽頭弓
- h 舌
- i 下唇
- j 歯列

左右の口蓋舌弓付近を口峡と呼び、ここまでが口腔で、その後ろは咽頭。口腔は2つの空間に分かれる。歯列から唇・頬粘膜までを口腔前庭、歯列から内方を固有口腔と呼ぶ。

図2 頭蓋骨

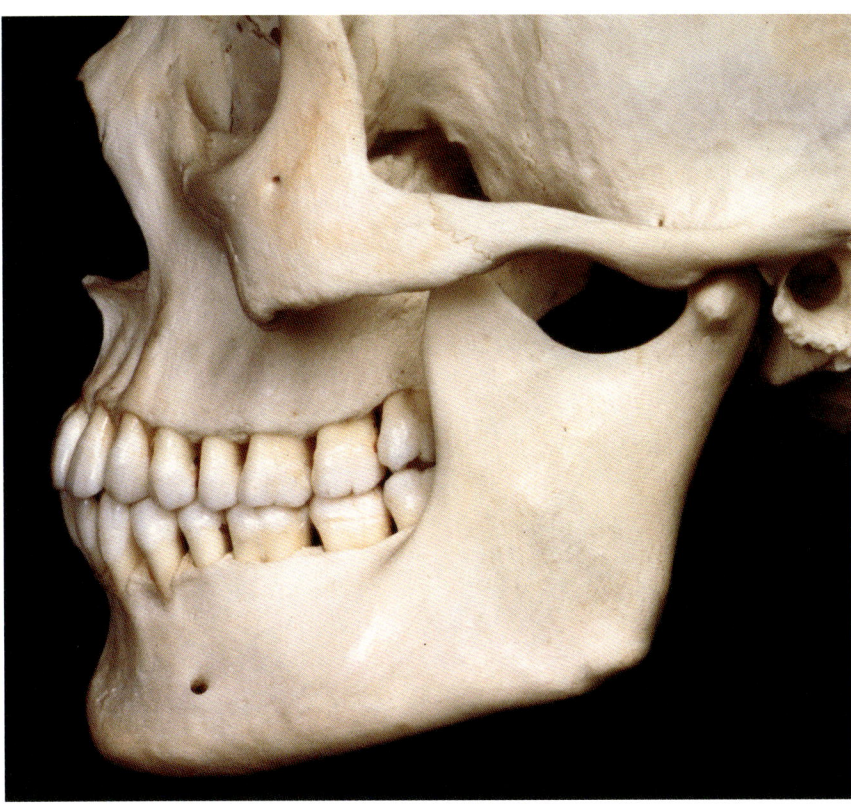

上顎骨・下顎骨に歯が植立する。

図3 下顎に植立する歯

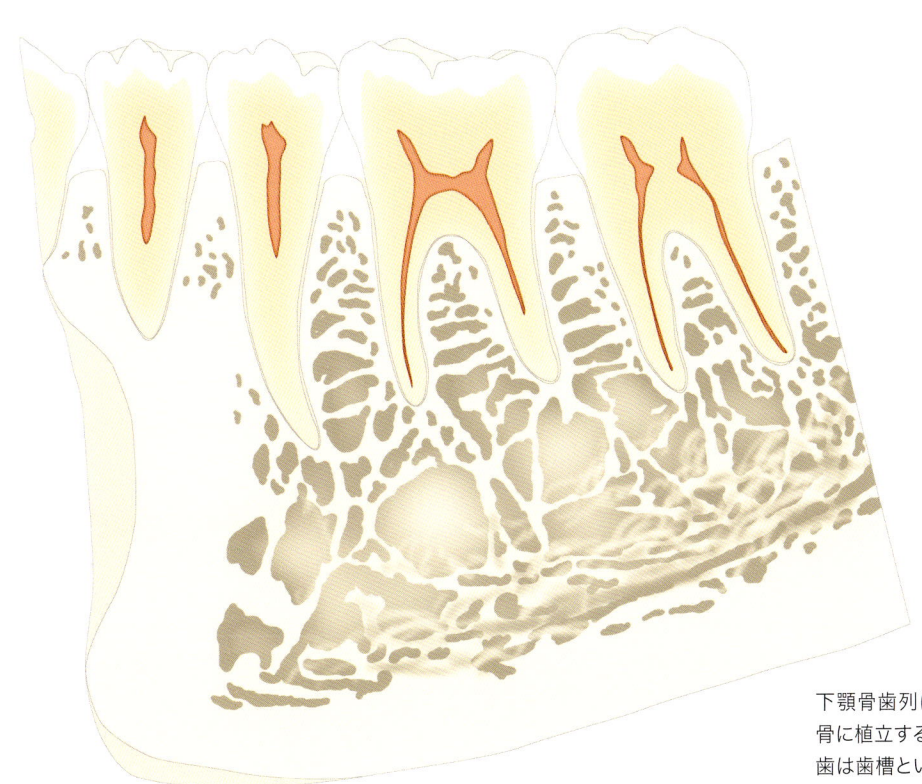

下顎骨歯列に沿ってスライスカットし、骨に植立する歯の様子を観察したもの。歯は歯槽という骨のくぼみにしっかりと固定され、さらに周囲には骨梁（海綿骨）が存在し、歯からの力を緩衝している。

Part 3
頬（ほお）の役割

唇は筋肉で動いている

唇の感覚が非常に鋭いことはPart1で解説しました。ここPart3では、唇がなぜこんなに動いて形を変化させることができるのかについて、説明します。人体各部は筋肉によって動きます。筋肉というと力こぶのできる腕などの筋肉を思い浮かべるかもしれません。しかし、たとえば筋肉の種類は違いますが心臓や食道、そして腸も筋肉によって動いています。よって唇も筋肉によって動いているのです。

表情筋の役割

上唇、下唇の中には、主に口輪筋（こうりんきん）という筋肉が走行しています。口輪筋は表情筋（図1）に分類されます。ヒトの顔は、泣いたり笑ったりする表情を表現できます。表情筋という名前の由来です。目の周りの眼輪筋（がんりんきん）や鼻にあるいくつかの筋は除き、唇周囲の表情筋にはもっと重要なはたらきがあります。それはミルクを飲むというはたらきです。哺乳類であるわれわれは生後ミルクを飲む必要があります。母親（あるいは哺乳びん）の乳首からミルクを吸い出し、こぼすことなく飲むことができるのは唇の機能、すなわち表情筋のおかげなのです。

唇と頬の筋はつながっている

唇と頬の筋はつながっています。「唇＝赤唇」をイメージすると唇と頬は別のもの、となってしまいますが、皮膚の中をのぞいて筋肉だけにしてみると唇の筋肉と頬の筋肉（頬筋）がつながっていることがわかります。すなわち唇と頬は協調して機能を発揮しているのです。

図1　表情筋

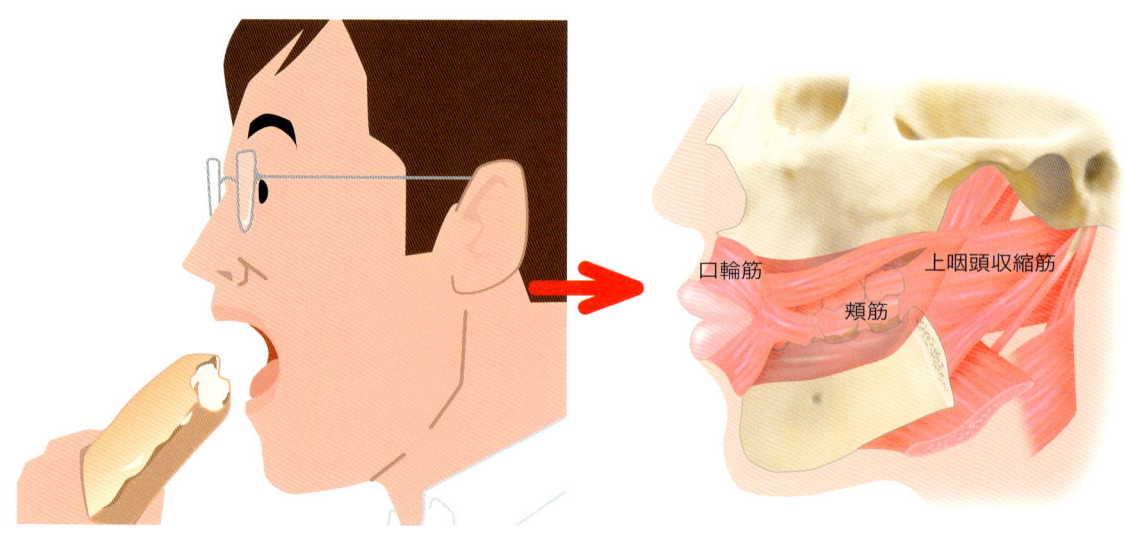

表情筋が頬をつくる。目の周りや鼻にも表情筋はあるが、多くは口元に集まり、噛む時、飲む時に大きく収縮し、口元を締めている。

トカゲが笑う？

哺乳類以外の動物をイメージして下さい。ワニやヘビです。これら爬虫類は、卵から出てきてミルクを飲むことはありません。すなわち頬や唇は必要ないのです。爬虫類の多くは、横から観察すると、口が裂け奥歯まで見えてしまいます。しかし、哺乳類の多くは頬と唇によって歯は奥歯まで見えません（図2）。このように頬と唇は哺乳類がミルクを飲むために進化の過程で獲得した構造物であると考えることができます。ですが、ついた名前は表情筋です。本来、表情をつくるために進化したわけではないのですが、結果的に表情をつくることができるようになりました。よって、爬虫類が表情をつくることはないのです。図3のようなトカゲが笑うのを見たことがある人はいませんよね？ 口角周辺に集まる表情筋と、爬虫類にもある目の周りの眼輪筋などとは、機能的には区別して理解することが大切です。

図2 頬の有無

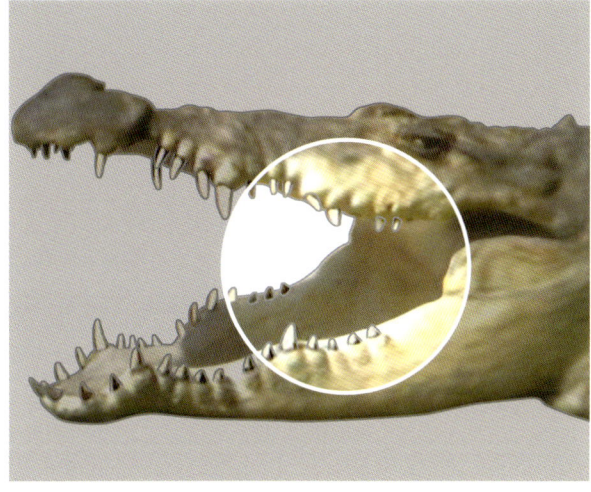 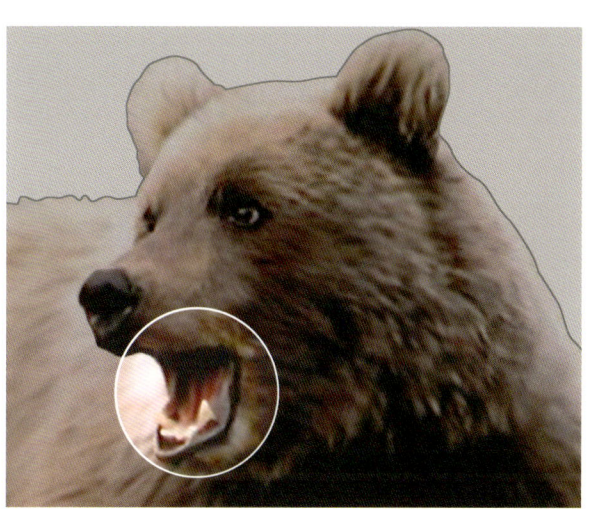

爬虫類であるワニには頬がないため、奥歯まではっきり見ることができる。しかし、哺乳類である熊は頬があるため奥歯を見ることができない。

図3 笑うトカゲ

このように爬虫類が笑うのは漫画の世界だけである。

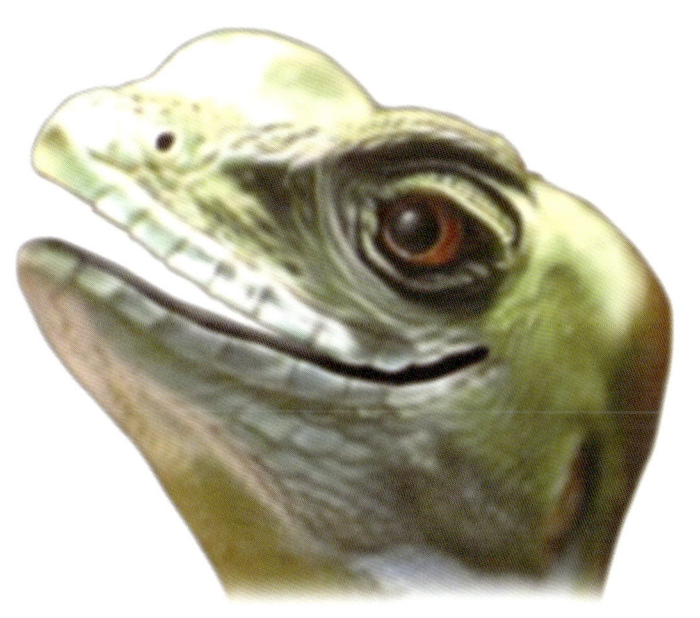

頬のおかげで食事がおいしい

頬のおかげで食事がおいしい

　哺乳類が母乳を飲むために進化した構造物が、表情筋であり「頬」であろうことはPart3で説明しました。となると頬や唇は乳児期だけにあればいい構造物であるとも言えます。しかし頬と唇は大人になってもなくなりません。この頬の存在によって、われわれは人類特有（他の哺乳類もある程度）の「咀嚼」という機能を獲得しました。

　咀嚼を広辞苑で調べると「かみくだくこと。かみくだいてあじわうこと」「物事や文章などの意味をよく考えて味わうこと」とあります。前者の意味から考えるとわれわれが食事をおいしいと感じるのは「咀嚼」のおかげであることがわかるはずです。すなわち咀嚼機能を担う「頬」のおかげでわれわれはおいしく食事ができるようになった、と言えるのです。

咀嚼のメカニズム

　咀嚼中の動きを連続でみてみましょう。**図1**は前から6番目の歯（第一大臼歯）の位置で切断した断面です。自分の顔でイメージして下さい。上下の歯の両側に頬と舌があります。口の中に入った食物は、頬と舌によって、この歯の上に運ばれます（**図1-Ⓐ**）。そして上の歯と下の歯によって「噛む」（**図1-Ⓑ**）。この時、頬は歯によって噛まれた食物がなるべく頬側に落ちないように壁を作ります。そうすると噛まれた食物は舌側に落ちます（**図1-Ⓑ**）。舌はこの落ちた食物に唾液を混ぜ（**図1-Ⓒ**）、次の瞬間また歯の上に食物を運びます（**図1-Ⓓ**）。そして「噛む」（**図1-Ⓐ**）。この繰り返しが咀嚼です。この間、唾液と混ざった食物から脳へ「おいしい」という情報が送信されます。

Column

咀嚼はお餅つき

　咀嚼という動作はお餅つきと似ています（**図2**）。もち米を入れる臼には壁があり、蒸したもち米を杵でたたいても壁によってこぼれません。杵と臼は歯で臼の壁が頬です。そうなると舌は？ お餅つきには杵でもち米をたたく役割以外にもう1人、たたいたもち米を元の位置に返す人が必要です。この役割の人の手を「返し手」といって、返し手を水にぬらし「杵でたたく→返し手で返す」を繰り返します。もうおわかりですね？ 舌はこの返し手です。

図1 「噛む」動作

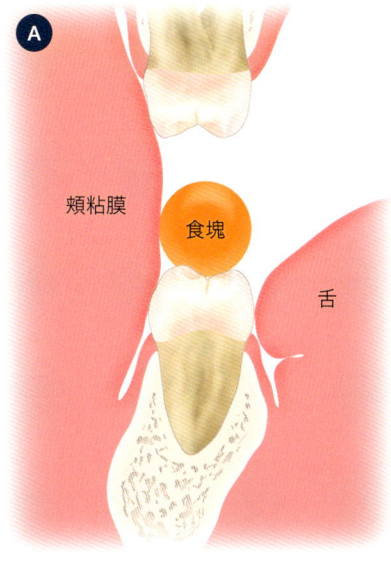
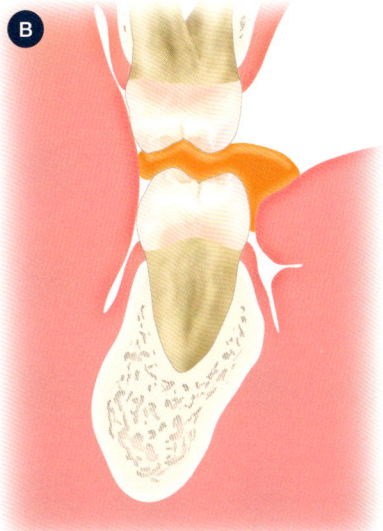
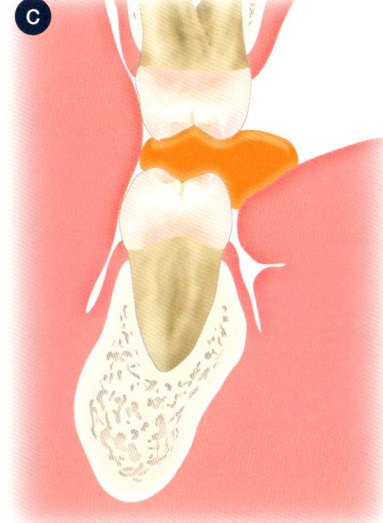
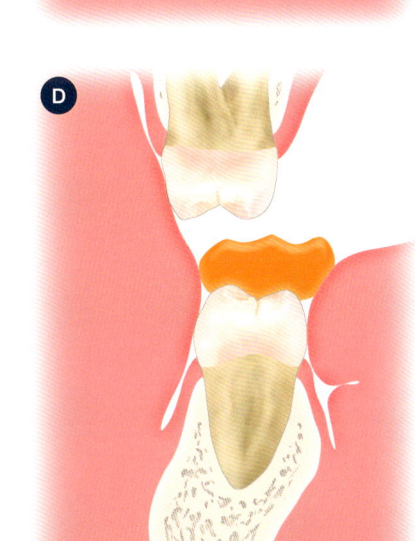

Ⓐで歯列上におかれた食塊をⒷで噛み潰している。頬は食塊を頬側に落とさないために歯に密着し、食塊の一部は舌と歯の間に落ちる。この時、食塊と唾液が混ざる。そして唾液が混ざった食塊を舌がまた歯の上に戻す（Ⓒ→Ⓓ）。そしてまた噛む。この繰り返しが「咀嚼」である。

図2 咀嚼≒お餅つき

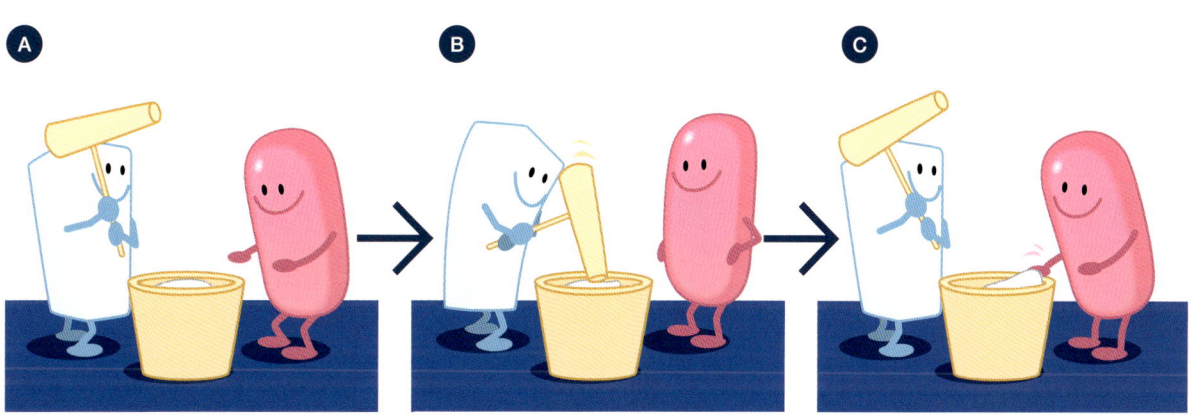

Ⓐで臼の中のもち米を杵でたたく（Ⓑ）。臼の壁によってもち米は飛び散らない。Ⓒで返し手によってもち米の形が整えられる。そして、また杵でたたく（Ⓐ→Ⓑ）。この繰り返しが「お餅つき」である。

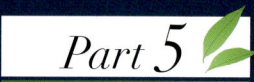

働き者の舌

舌はとても働き者

舌は、一般的に「した」と読みますが、専門的な用語となると「ぜつ」と読まれます。舌には多くの役割があります。舌の味を感じる機能は本ChapterのPart9で後述します。ここでは味覚以外の役割について解説します。

Part4における咀嚼機能中の舌の動き（**Part4-図1**）をみていただくと、頬の動きときわめて連動しているのがおわかりいただけるはずです。この複雑な動きができるのは舌の中に「縦、横、垂直」に4種類の筋線維束が走行しているためです（**図1**）。

アッカンベーはなぜできる？

舌は筋肉の集合体です。舌内部に存在する4種類の筋群を内舌筋と呼びます。舌には内舌筋以外にも、3種類の外舌筋が存在します。

「アッカンベー」して鏡に映る自分の舌は、舌全体の一部であって、実は口腔を満たすほどの筋肉の塊です。この「アッカンベー」した自分の舌を鏡で見てください。舌本体が少し細長くなっていませんか？　舌がなぜ伸びるか不思議だと思いませんか？　筋は神経からの指令を受け収縮し縮むものなのです。これは上下や横に走る内舌筋が収縮して細長くなっているからです。

では、なぜ舌本体が前に出てくることができるのか？　これは舌本体の下方に、下顎と舌をつなぐオトガイ舌筋という筋があるからです。この筋の収縮によって舌が下顎に近づき、結果的に舌が口の外に出てくることができるからです。「アッカンベー」のメカニズムをひとつだけ説明できるようにしておけば、舌の動きを理解でき、違う動きはその応用編です。いろいろ考えてみてください。

Column

生物の舌はさまざま

イヌは、水をお皿から舌でうまくすくい取ります。本来、動物の舌の役割は、飲み物をすくい取ったり、食物を捕らえるためにありました。カエルの一部は、跳んでいる餌を舌で捕らえ、口に運びます。カメレオンの舌などは、とんでもなく長く、舌を出し獲物を捕らえることは有名です（**図2**）。ただ、両生類や爬虫類は舌が運んだ獲物を、口の中でヒトと同じように咀嚼することはほとんどありません（Part4）。よって舌が頬と協調運動することもないわけです。

図1 舌内部の筋

舌内部には筋束が縦横無尽に走行する。よって舌はさまざまな形態を作ることができる。

- **a** 垂直舌筋（すいちょくぜっきん）
- **b** 縦舌筋（じゅうぜっきん）
- **c** 横舌筋（おうぜっきん）

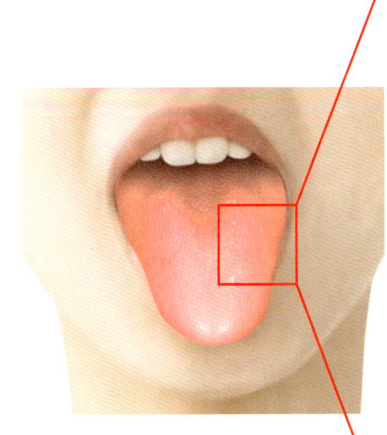
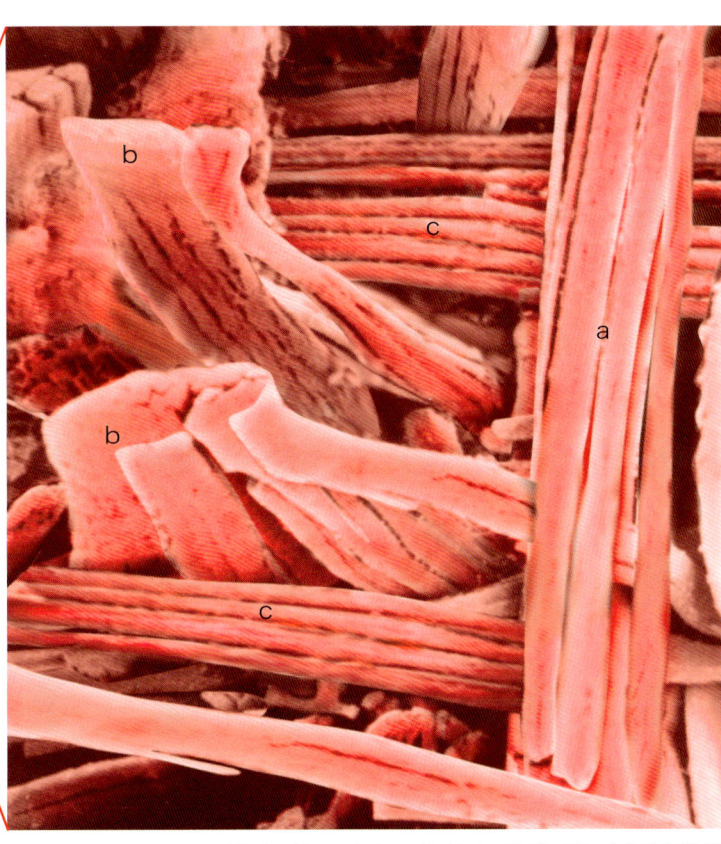

（Saito H, et al. Anat Sci Int. 2003；78. より改変引用）

図2 獲物を捕らえるカメレオンの舌

カメレオンにとって舌は獲物（えもの）を捕（と）らえるための臓器でもある。

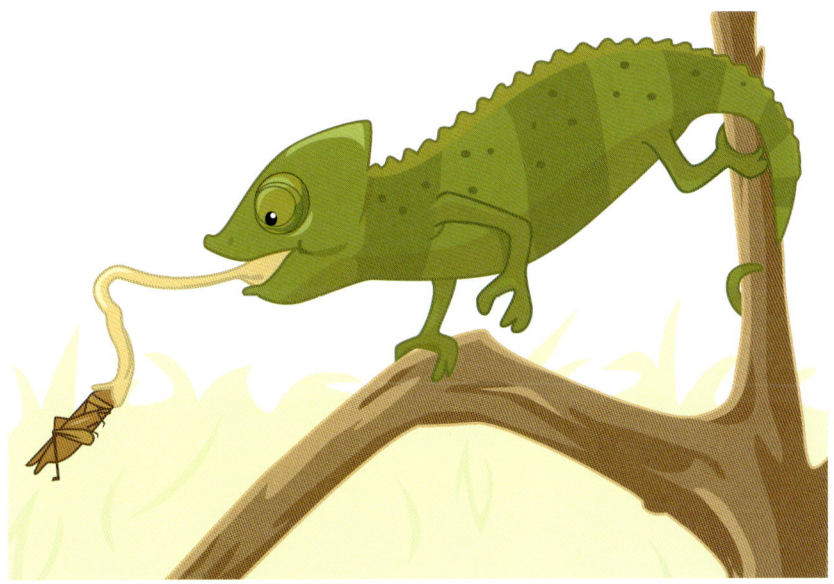

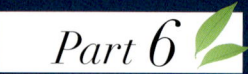

口腔の天井：口蓋（こうがい）とその役目

硬口蓋（こうこうがい）、軟口蓋（なんこうがい）、口蓋垂（こうがいすい）を感じてみよう

　口の中、すなわち口腔という空間の天井を口蓋（こうがい）といいます。口腔という空間に上から蓋（ふた）をするというイメージからこの名前がつきました。自分の舌先を前歯の後から天井に這わせ、後に進めてみましょう。そうすると固い場所から突然柔らかくなります。これは骨の裏打ちがある場所が固く、骨が粘膜の下にない場所が柔らかいからです。それぞれ「硬口蓋」「軟口蓋」と呼ばれます（図1）。

　今度は鏡で自分の口腔を覗いてみます。俗に言う「のどちんこ」。これが軟口蓋の後方端の口蓋垂です。軟口蓋は何のために垂れているのでしょう？このことはChapter2のPart4で後述します。

口蓋は咀嚼を助けている

　口蓋は咀嚼にとても役に立ちます。歯と歯の間で噛み砕（くだ）かれ、唾液が混ざり、お団子状になった食物の一部は、舌の上に運ばれます。

　舌はこの食物の一部を硬口蓋に押し付け、最終的に飲み込んでいいかを判断し、よければ奥に送っていきます。すなわち、硬口蓋は咀嚼にも役立つため、硬口蓋の粘膜を「咀嚼粘膜」と呼ぶ場合があります。

味と匂いも伝える口蓋

　また食物の種類によって、たとえばプリンを食べている時を思い出して下さい。歯でずっと噛んでいますか？おそらく多くの方は、舌の上にプリンをのせ、口蓋に押し付け、つぶしていると思います。

　「わざわざ噛み砕かなくていいのなら、飲んでしまえばいい」

　と思いませんか？なぜ飲まないで押しつぶすのか？それは押しつぶすことによって"プリンの味"を味わえることを知っているからです。

　味の情報は舌だけでなく、口蓋からも脳に伝わります。また、口蓋のうしろから匂いの情報が、鼻腔（びくう）を経由して脳に送られ、味と匂いの情報が脳で統合されて始めて「おいしい」と感じることができるのです。子どもの頃、知らないうちに学習したことが、食事をしている動作のなかに無意識のうちに表れるのです。われわれは食物の種類によっておいしく食べる方法を知らないうちに習得しているのです。

口蓋には神経が集中している

　もう一度自分の舌先を、前歯の真ん中の裏側から、軟口蓋までゆっくり這わせてみてください。出発点のあたりと軟口蓋が少しだけくすぐったく感じると思います。出発点と軟口蓋には神経がたくさん分布しているためです。歯の裏側にある神経は、感覚を脳に伝える感覚神経だけがありますが、軟口蓋全体や硬口蓋の後方の両側には感覚神経だけではなく味覚神経も多く分布しています。また、口蓋腺（こうがいせん）という唾液を出す腺組織も多く分布していて、その分泌をコントロールしている神経も分布しています。

図1 硬口蓋と軟口蓋

ヒトの顔を※の方向に切断し、その断面を観察したもの。硬口蓋には骨の裏打ちがあるため硬いが、軟口蓋にはそれがない。

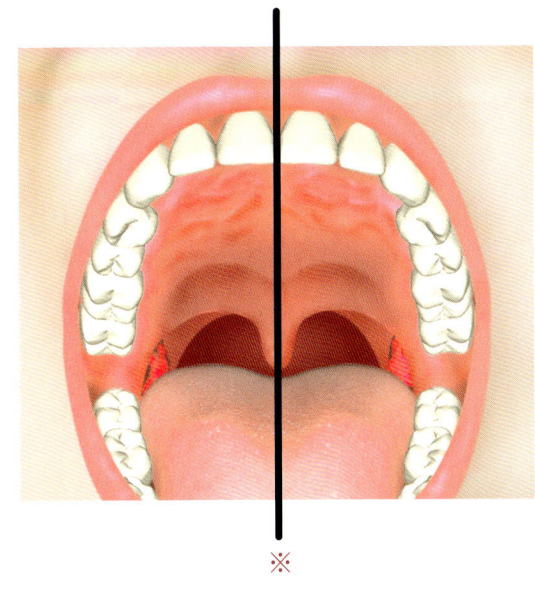

※

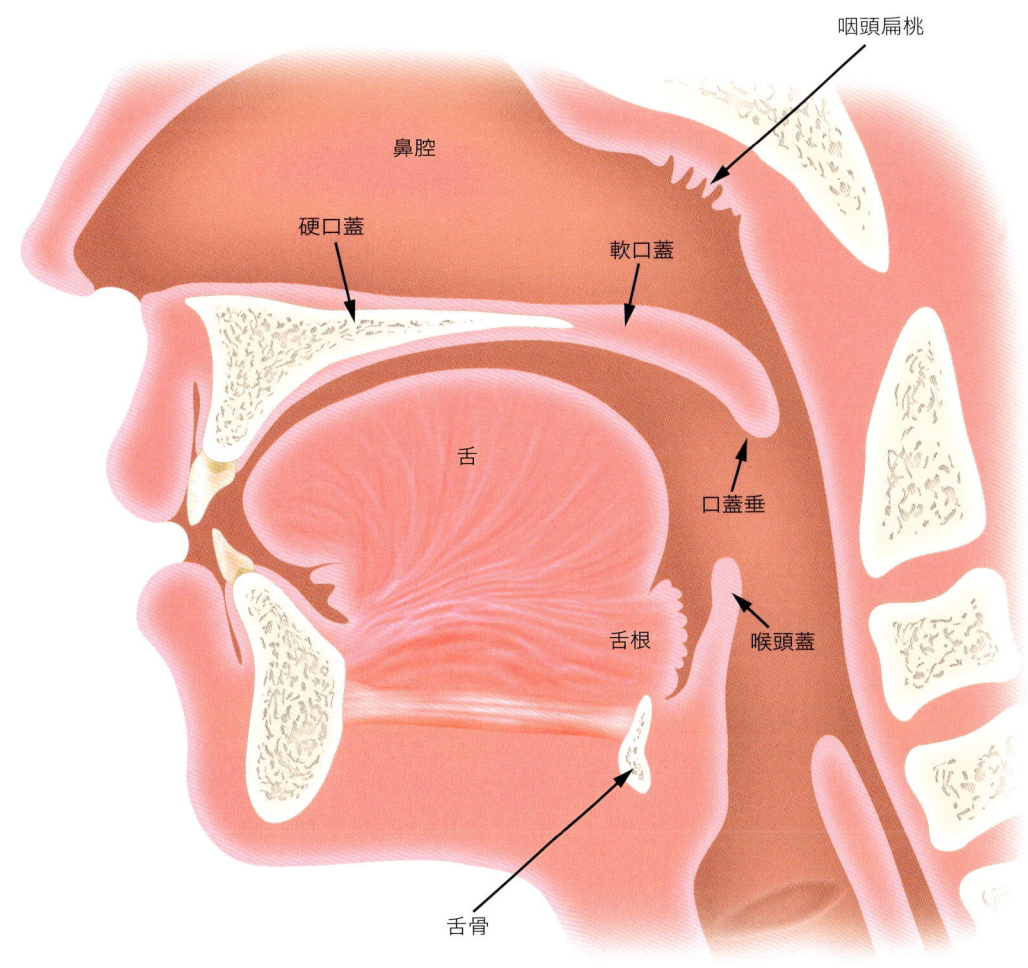

鼻腔
硬口蓋
軟口蓋
咽頭扁桃
舌
口蓋垂
舌根
喉頭蓋
舌骨

Part 7 歯の形には意味がある!

歯の形には意味がある

　歯の形と、その動物が何を食べるか（食性）には密接な関係があります。すなわち歯の形を見ただけで、その動物の食性がある程度判断できます。馬や山羊のように一日中草を食んでいるような草食動物は、奥歯が臼のような形になっていて、繊維質の草をすりつぶすのに適した形になっています。対照的に、虎のような肉食動物の奥歯（とくに咬頭部分）は尖っていて、引き裂いた肉を口腔内ですりつぶすことなく丸呑みしていることがわかります（**図1**）。

ヒトはどんな歯をもっているか？

　ヒトは雑食です。これら草食動物と肉食動物の歯がバ

図1　ウマ（草食）とトラ（肉食）の歯の形の比較

ウマの奥歯は草をすり潰すために理想的な臼状の形態をしている。トラの奥歯は咬頭が発達し、食物をすり潰す作業はできない。

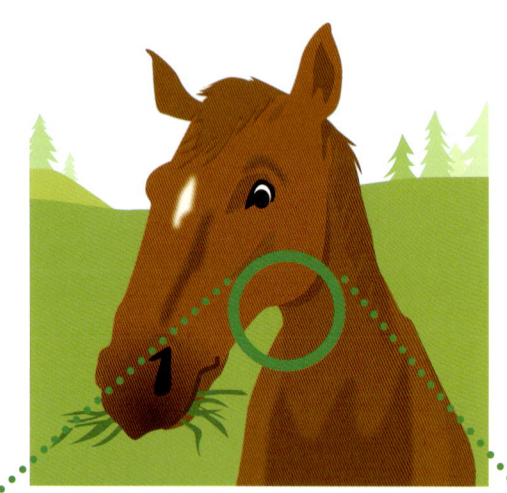
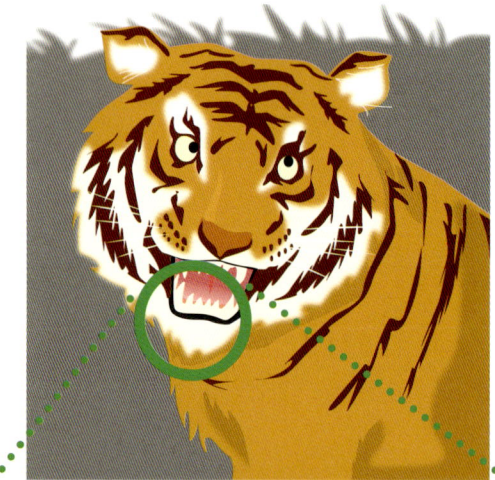
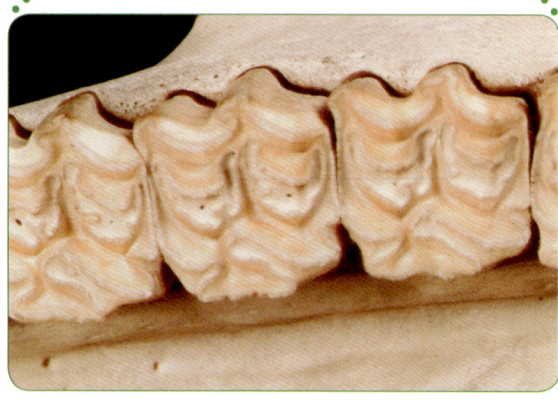
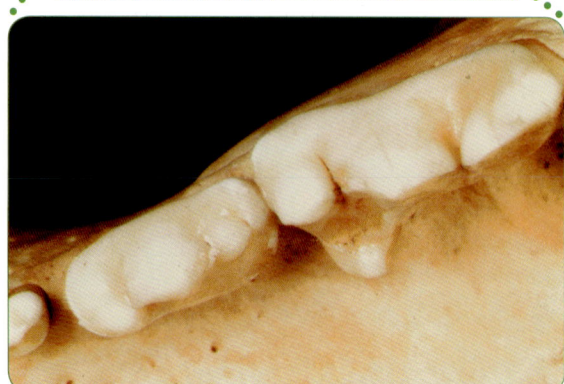

ランスよく入っていて、さまざまな食物を引き裂いたり、すりつぶしたり、臨機応変に対応できる歯が揃っています（図2）。

ヒトの歯は大人（永久歯）で28本、これに親知らず（第三大臼歯）がある場合、最大で32本です。また、子ども（乳歯）の時は20本です。永久歯は前歯と臼歯（乳歯の場合、乳前歯と乳臼歯）に大きく分かれます。正中（真ん中）から左右に3本で合計6本。これが上下にあるため、合計12本が前歯（乳歯の場合は乳前歯）です。この中で正中から左右に2本は、食物を噛み切るための歯で「切歯」と呼び、正中に近いほうを「中切歯」、その外側を「側切歯」と呼びます。また、正中から3本目が「犬歯」です。俗に言う「糸切り歯（裁縫の糸を切るため）」ですが、肉食動物では相手に致命傷を与えるために重要な歯であるため、とくに発達しています。ヒトの場合は進化の過程で退化しましたが、やはり少し尖っています。身近な肉食動物であるイヌにみられることから、この「犬歯」という名前になりました。

ヒトはこれらの前歯をうまく利用して、食物を適量だけ噛み切ります。クリームパンのような軟らかい食物でしたら、上下の中切歯と側切歯、合計8本で十分噛み切ることができます。ただ、フライドチキンを噛み切る場合などは切歯8本と犬歯の力が必要です。

犬歯より奥は、すべて「臼歯」です。臼とは、穀物（小麦など）、鉱物などを粉末にする道具です。すなわち臼歯には噛み切って口に入った食物をすりつぶしていく役目があるため、この名前がつきました。犬歯の奥2本を大きさがやや小さいことから「小臼歯」、さらに奥2本を「大臼歯」と呼びます。また、それぞれ前から「第一小臼歯」「第二小臼歯」「第一大臼歯」「第二大臼歯」と呼びます。第二大臼歯の奥には、歯がある場合と、ない場合があり、ある場合は「第三大臼歯」と呼びます。第三大臼歯は俗に言う「親知らず」です。親から独立し、親が子どもの口の中を覗かなくなる年齢に生えてくることから、この名前がついたと思われます。

図2 ヒトの歯（永久歯）

中央から切歯（2本）、犬歯（1本）、小臼歯（2本）、大臼歯（2本）、その後方には親知らず（第三大臼歯）が存在する場合がある。

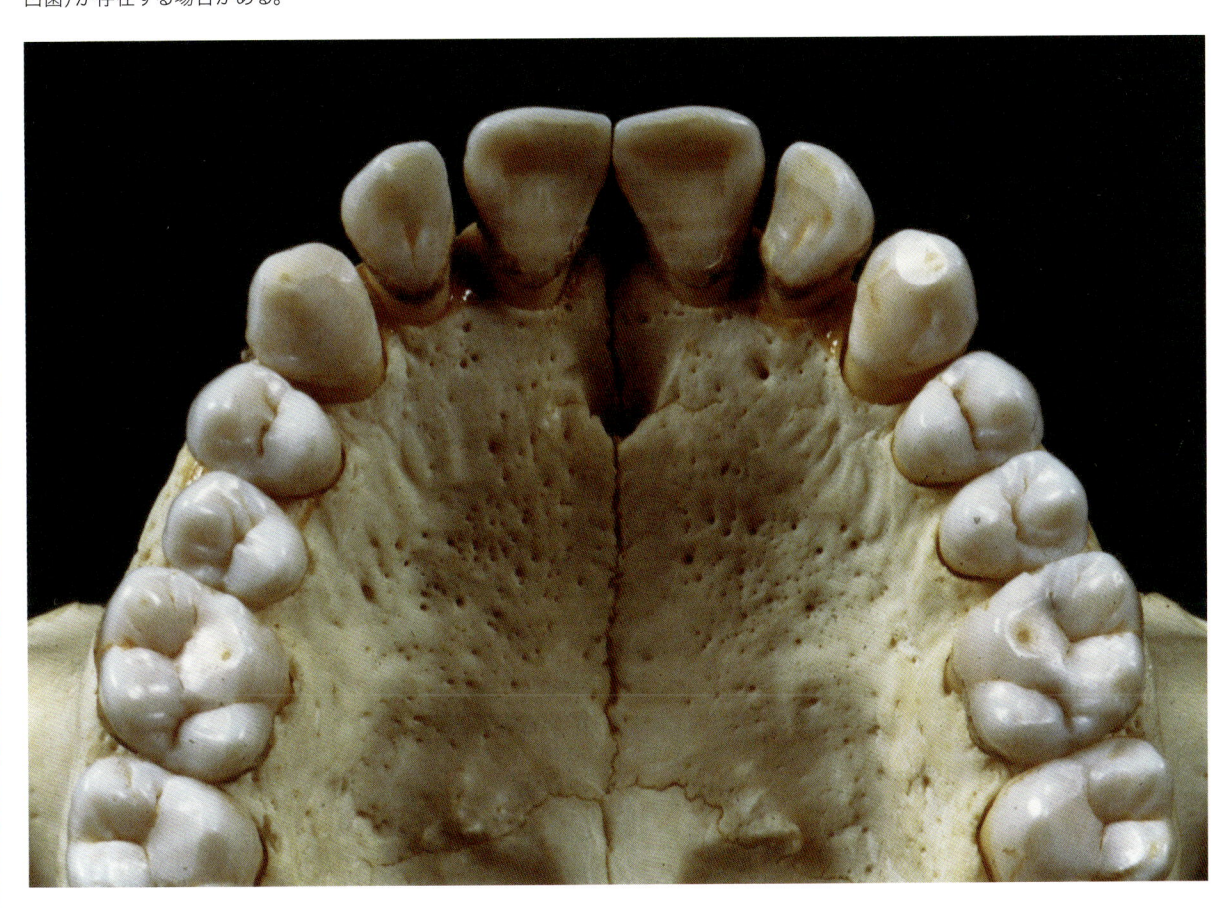

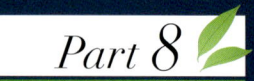

唾液ってすごいんだ！

「唾液はなぜ出るのでしょう？」
　口の中には唾液が出る場所が無数にあり、唾液は口腔のさまざまな役割に欠かすことができません。たとえば「会話」です。口の中の舌や口唇の動きを少し意識して「隣の客はよく柿食う客だ」と言ってみてください。舌先が口蓋に触れたり、唇がせわしなく動いていることがおわかりいただけると思います。これら舌、口唇、頬の動きを滑らかにしてくれているのが唾液です。また食事の際、Part 4で解説した噛み砕いた食物に混ざるのが唾液で、結果的に食物が飲み込みやすい食塊に作り変えられます。

ネバネバの理由はムチン

　会話、咀嚼、嚥下（飲み下すこと）に重要な役割を果たす唾液ですが、性状としてネバネバしていることが必要となります。この唾液の性質は「ムチン」という物質によるものです。唾液はそのほとんど（99％以上）が水分ですが、舌の下から出る唾液にはムチンがわずかに含まれています。このわずかなムチンによるネバネバが円滑な口腔機能を助けているのです。ムチンの役割はそれだけではありません。歯、歯肉、頬や舌の粘膜などの表面に一層薄くコーティングされ、さまざまな刺激からこれら組織を守る性質も有しています。

口腔は消化管とつながっている

　おいしいものを想像しただけで匂いをかがなくても唾液は出てきます。これはヒトが進化の過程で獲得した重要な機能で、実はこの時、胃液などの分泌も始まります。すなわち食物を食べようとすると同時に消化管の活動が始まるのです。このことから口腔とは消化管の一部であることがおわかりいただけるでしょう。口唇から肛門までの長い管状の空間が消化管です。途中、口腔、咽頭、食道、小腸、大腸、直腸など役割に応じてその形を変化させています。

3大唾液腺→耳下腺、顎下腺、舌下腺

　最後にこの唾液が出る場所について解説します。口腔には「3大唾液腺」と呼ばれる大きな唾液腺が左右に3個ずつ、合計6個存在します（図1）。
　耳下腺は耳の前下方に下顎の後縁に沿って下方に長く位置し、ここで作られた唾液はそれを運ぶ導管を通り、上顎第二大臼歯付近の頬粘膜にみられる耳下腺乳頭から口腔に出ます。
　耳下腺唾液は炭水化物の消化酵素である唾液アミラーゼを多く含む漿液性のサラサラした唾液です。耳下腺乳頭の位置は舌先で頬粘膜に触れますので確認してみてください。
　顎下腺と舌下腺は口腔底に存在し、顎下腺の下方に顎下腺、上方に舌下腺が位置しています。ここでは漿液性と粘液性が混合した唾液が生産されます。唾液に必要なネバネバ成分はここで主に作られます。導管の開口部は舌下粘膜に存在し、咀嚼中に食物に混ざります。これら3大唾液腺以外にも舌や口蓋などに多くの小唾液腺が存在します。

Column

唾液が傷口を治す？

　「傷口をなめる」ことが傷口にとって良いことをヒトは知っています。唾液の効用としてまず「洗浄作用」が挙げられます。「洗浄作用」とは傷口の雑菌や異物を洗い流す作用のことです。つぎにムチンによる口腔内でみられる粘膜コート機能は、傷口では乾燥を防ぐ「保護作用」として役立ちます。さらにリゾチームなどによる「抗菌作用」、粘液性糖タンパク質であるムチンによる細菌の「凝集作用」などが知られています（図2）。その他、炎症を抑える作用など多くのことが議論されています。またヒトは子どもの時にすり傷を作ると親がそこをなめて「痛いの、痛いの、飛んでいけー。」などとおまじないをかけてくれたことを記憶しているものです。この記憶は、傷口をなめる動作から安心感を体中に呼び起こしてくれるのです。これも立派な効用ですよね？

図1 ヒトの3大唾液腺

耳下腺からは漿液性の唾液が頬粘膜に分泌される。また、顎下腺、舌下腺からムチンを含む混合性の唾液が舌の下部に分泌される。

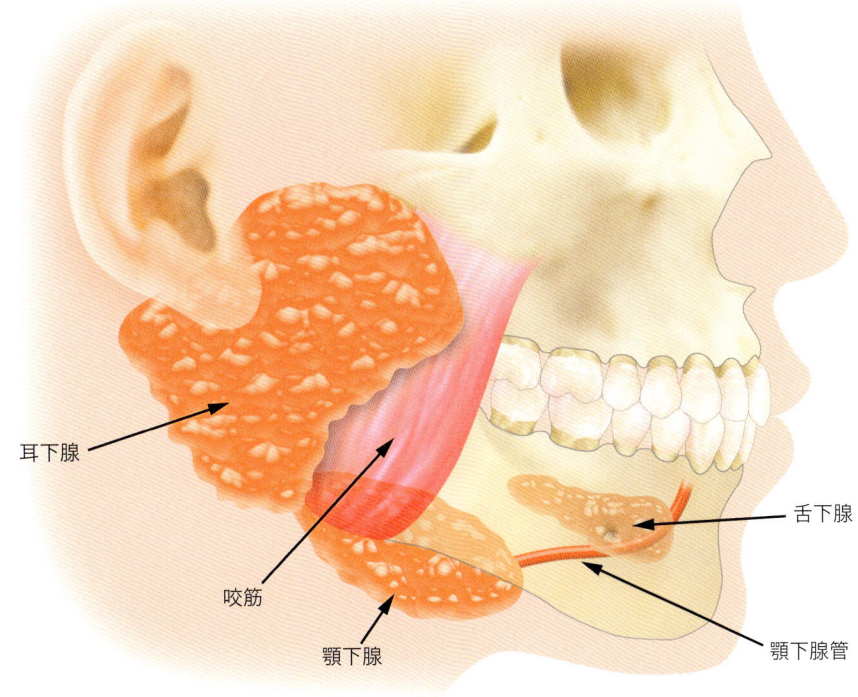

図2 傷口に対する唾液の効用

唾液には多くの効用がある。

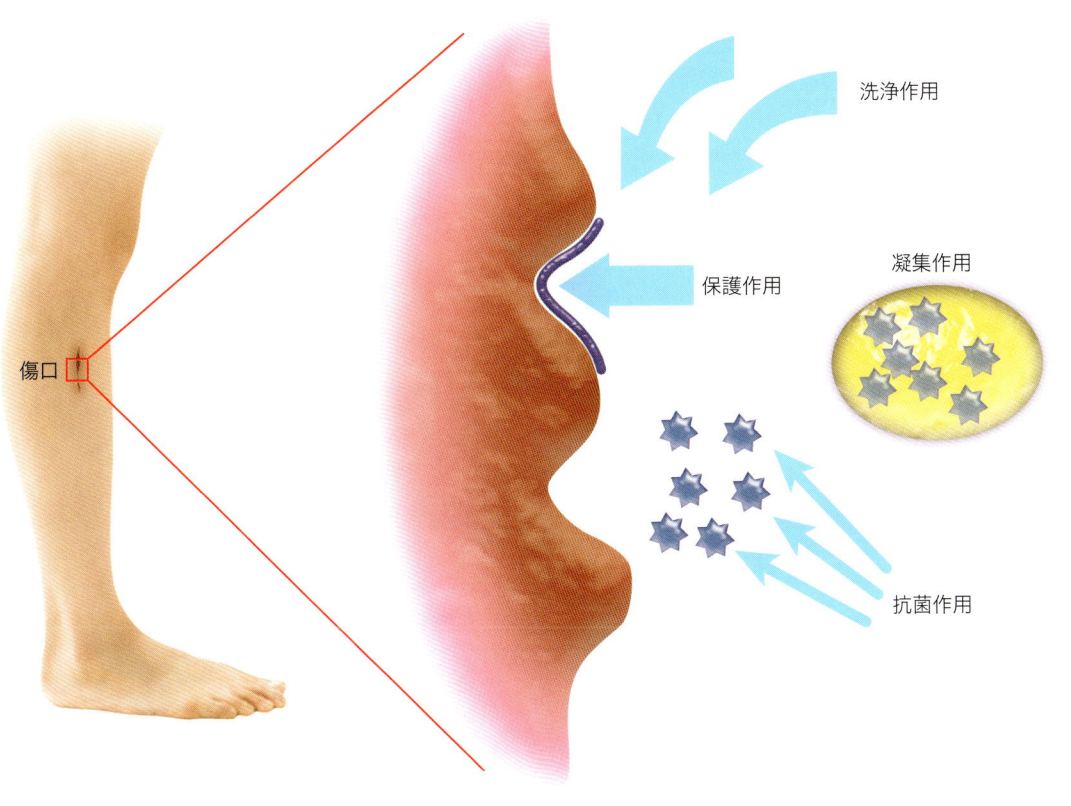

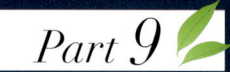

味を感じるということ

味蕾が味を決める?

　舌上面(背面と呼ぶ)の粘膜には「味蕾」といって味覚の受容器(味を感じる装置)が存在します。舌の味蕾は、粘膜の小突起である舌乳頭の上皮の中にあり、食物、飲料からの味情報を脳に伝えます。味蕾は幅20〜40μm、長さ70μm程度の装置で紡錘形をしています。そして先端部の味孔が口腔内に開いています。1個の味蕾内部には30以上の味細胞があり、味の刺激はこれら味細胞から味覚の神経に伝えられます。味蕾は舌だけでなく、口蓋やノドの奥、すなわち咽頭、喉頭蓋にまで存在することが知られています(図1)。

　Part6で解説したとおり、プリンやケーキのような、甘く軟らかな食物は口蓋に押しつぶして食べる、ぬるめのスープは少し下を向いて口腔の前方に少しの時間ためて味わう、冷たいビールやコーラは早くノドの奥に運んで「咽喉越し」を味わうなどといったように、人それぞれ食べ方、飲み方を工夫しておいしく味わおうとします。これは、味蕾の種類が場所によって異なっているためで、ヒトは知らないうちに、おいしく味わえる場所を会得しているのです。

　また、味覚は同じ味蕾から同じ味刺激が伝えられ続けると順応し、味を感じなくなります。しかし、違う味蕾に食物を移動させれば、再び味を感じるようになります。すなわち咀嚼中、舌が食物を動かすことによっておいしさが持続しているわけです。糖分摂取の例を考えてみましょう。糖分摂取は今も昔も体にとって重要なことです。そのため、口腔内で甘味を感じるということは飲食物が体の栄養として必要であるとの判断を脳が下したということなのです。

　味覚には「甘味」「塩味」「酸味」「苦味」そして「うま味」という5つの基本味があります(図2)。さまざまな味を判断できるということは、動物が進化の過程で獲得したとても重要な機能なのです。すなわち、味を感じるということは、
「食べてもいいものか?」
「飲んでもいいものか?」
また「体に必要なものか?」
という判断のために必要だったのです。また食べてはいけないものを判断することも重要です。味を感じることができる機能は栄養吸収のため必要というだけではなく、生体の防御機構であるとも考えることができます。

Colmun

味覚は変わる

　幼稚園に通っていた頃の筆者にとっての味は「甘い=おいしい」「苦い=まずい」だったような記憶があります。その頃、父親の酒の肴を(毎年東北の親戚から送られてくる地元特産の珍味)つまみ食いした時、「どこがおいしいのだろう? まずい!」と思ったことを記憶しています。しかし、その珍味が今では筆者の大好物になっています。すなわち大人になってからわかる味もあるのです。「味」とは味蕾からの科学的な情報だけではありません。年齢、記憶、匂い、習慣、環境などが大きく作用してその個人特有の味覚を作りだし、そして変化していきます。

図1 味蕾の存在する位置と構造

味蕾は舌だけでなく軟口蓋、喉頭蓋、食道の上部にも存在する。

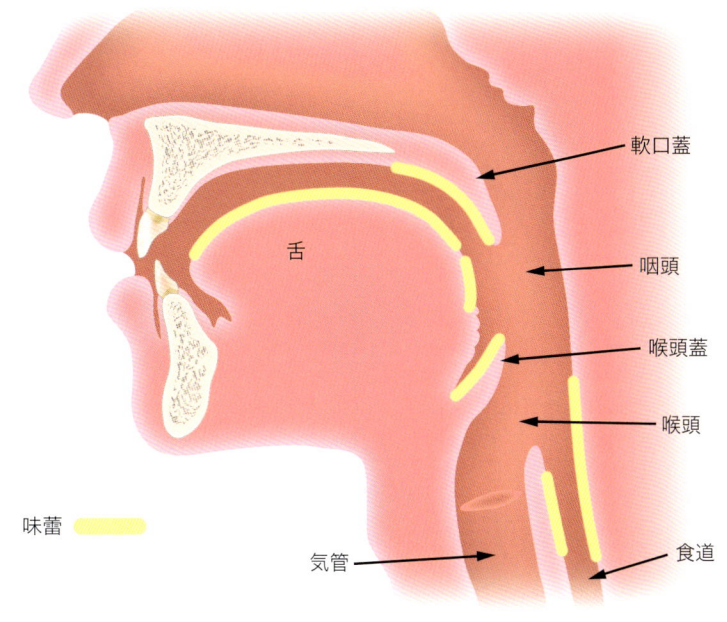
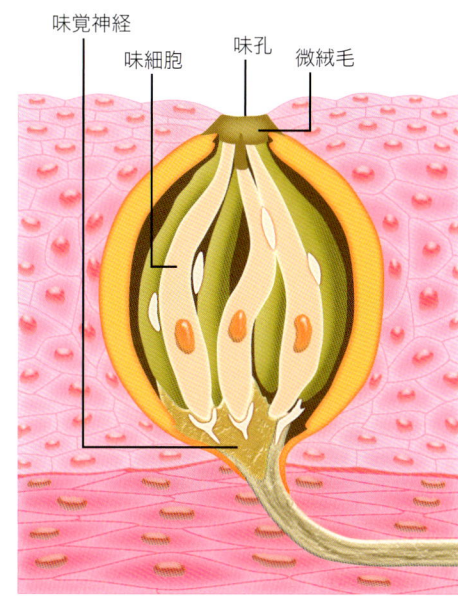

図2 味をとくに強く感じる場所

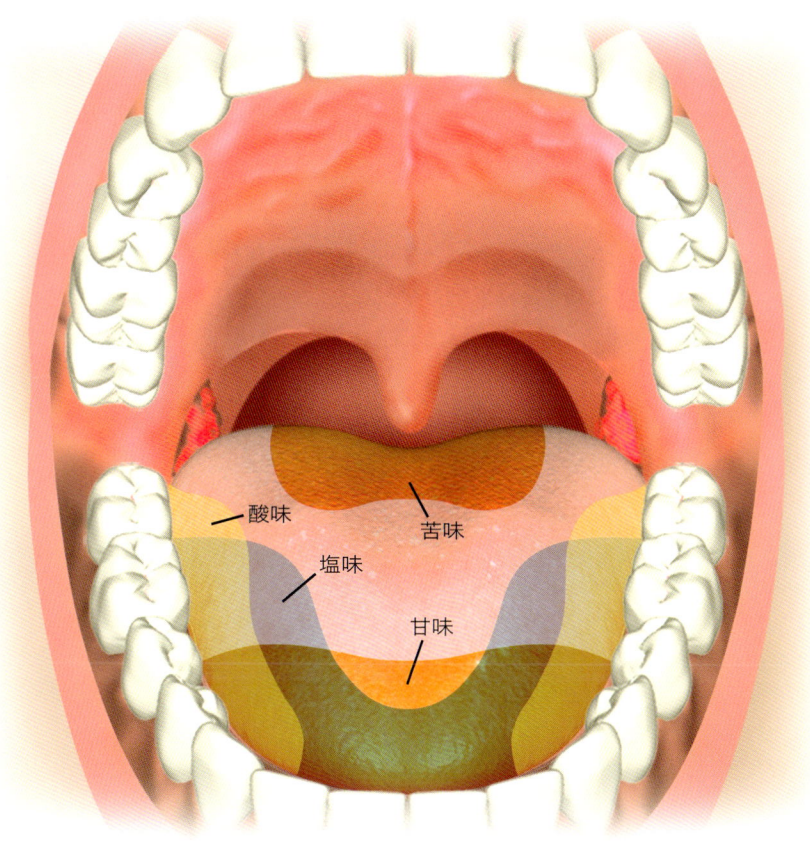

まとめ

「噛む」をコントロールしているもの

　Chapter 1 の最後の Part です。「噛む」ということは、歯だけでなく口唇、頬、舌など多くの組織の共同作業で、その作業は口腔という空間を利用して行われ、効率よく唾液を混ぜ込んでいくというきわめて複雑な作業であることをおわかりいただけたと思います。また、この作業は随意的（意識して行う行動）でもあり自動的でもあります。

　食事中の咀嚼運動をイメージしてみてください。あまり意識しないで食物を自動的に噛み、飲み込んでいると思います。この「噛む」+「飲み込む」という作業にも実はいくつかの段階があるのです。

「噛む」ためにはリズムが必要

　咀嚼運動はまず、口唇、頬、舌などが口腔に入れた食物を臼歯の上に運び、大まかな粉砕作業を行います。つぎに、ある程度の大きさに砕かれた食物を頬と舌でさらに細かく粉砕しながら唾液を混ぜ込んでいきます（Part 4 参照）。そして飲み込みやすく作り変えた食物の一部から、順次舌が舌の後方へ送っていくのです（Chapter 2 で詳細を解説）。この一連の作業には自動的なリズムが必要です。このリズムを作り出し指令を出す場所が脳幹にあります（**図1**）。

　自動的なリズムの司令塔である脳幹は、顎を動かす多くの筋群をタイミングよく協調的に動かします。たとえば下顎を下げる筋群（開口筋）と上げる筋群（閉口筋）を順番に収縮させて、下顎の上下運動をコントロールしています。さらにはそこに下顎を左右に振る筋群、頬と舌などの筋群の動きをミックスし、複雑な下顎運動を作り出しているのです。

　これによって、口腔内の食物は同じ場所に留まることなく、反対側に移送されるなどして、両側の唾液が効率よく混ぜ込まれ、口腔全体でおいしさを味わうことができているのです。このリズムは、食物の種類によってわずかに異なります。しかし、子どもの頃から学習してきた、さまざまな食物に対する個々のリズムのおかげで1分間に60～90回も噛む咀嚼運動中に頬や舌を噛んでしまうことはありません。

　また、咀嚼運動は意識して行うことも可能です。この際の司令塔は大脳皮質の運動野です。初めて食べる食物などの場合、リズムができ上がっていません。少しおっかなびっくり噛んで、通常ではリズム運動に入っている時期でもまだ意識して噛む必要があるためです。これらのことから「噛むこと」すなわち咀嚼運動は意識的でもあり自動的でもあると言えるのです。

Colmun

食事中思わず頬や舌を噛むのはなぜ？

　学習によってでき上がった食品ごとの咀嚼のリズムは、口腔周囲の組織の絶妙な協調運動を作り上げます。しかし、この微妙なタイミングに狂いが生じた瞬間、頬や舌を噛んでしまう場合があります。たとえば、食事中のおしゃべりなどがその典型です。おしゃべりによって脳幹のリズムに予測できない動きが加わり頬や舌を噛んでしまうと考えられます。

図1 脳幹（延髄）に存在する咀嚼中枢

脳幹で咀嚼運動のリズムが作られ、側頭筋、咬筋など咀嚼に関係する筋群が協調的に機能する。

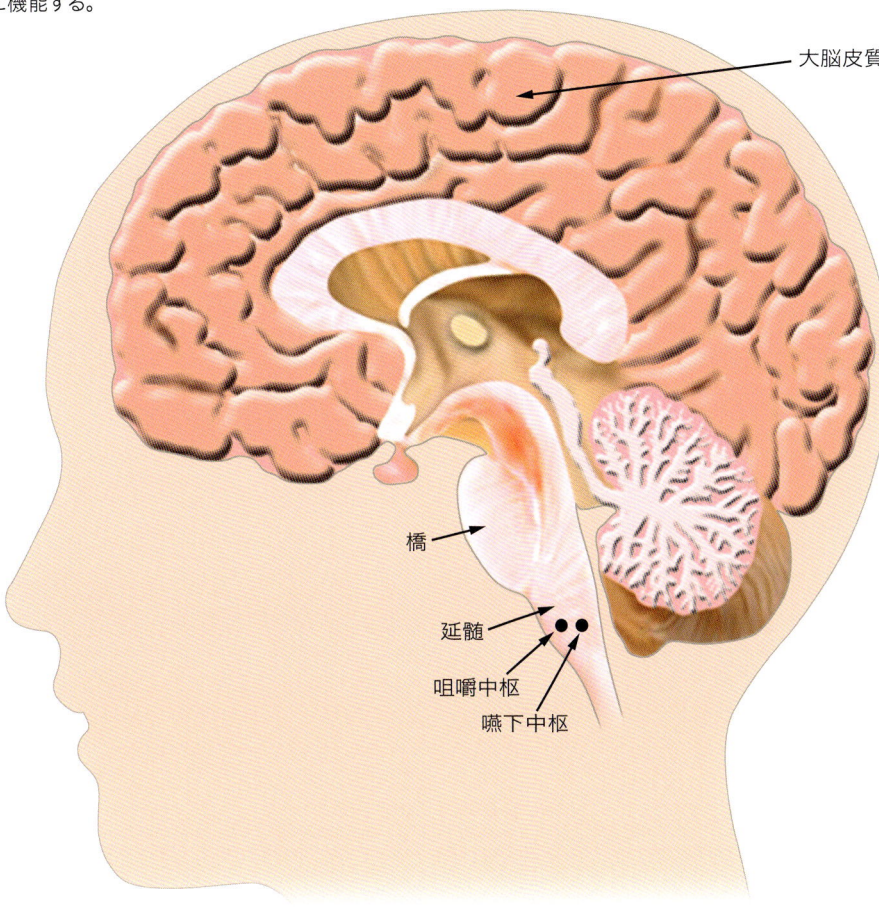

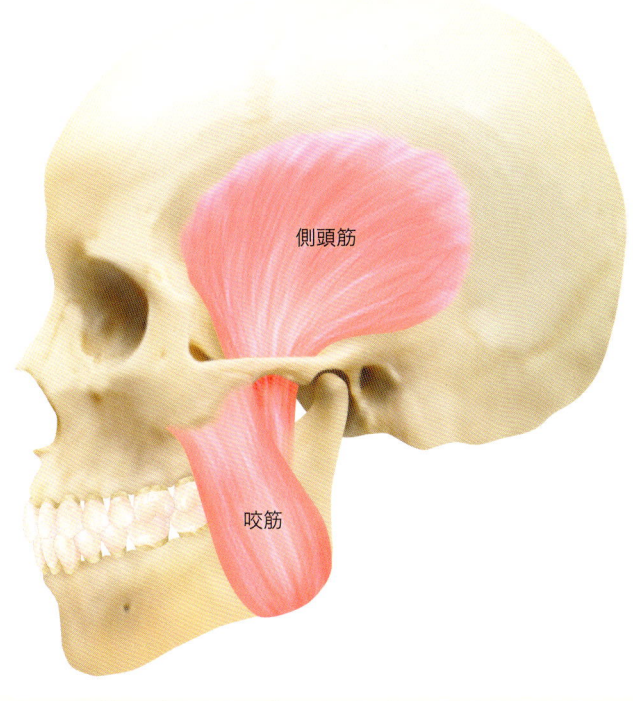

嚥下（飲み込み）の
メカニズム

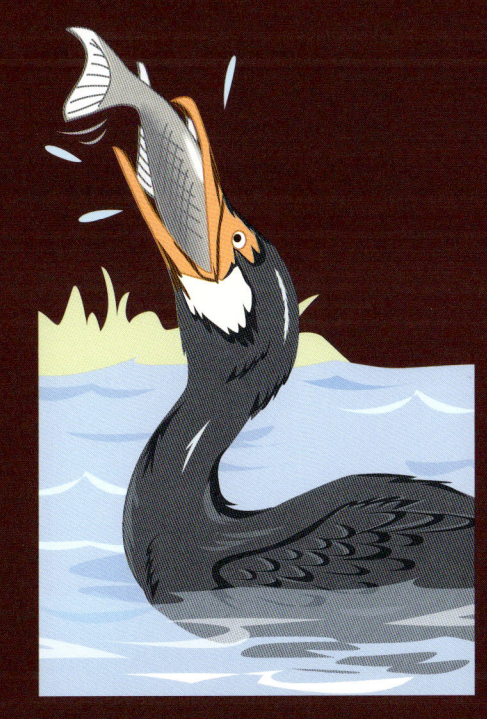

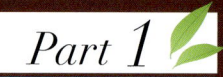

嚥下って？

Chapter2では「飲み込み」について解説します。まずはこの飲み込みを意味する言葉である「嚥下」についてその成り立ちを理解していただきたいと思います。

嚥下の「嚥」。難しい漢字を使っていますが、つばめの子が親鳥から与えられた餌を丸飲みする様（**図1**）が、中国でこの言葉が作られるもとになったと考えられています。口へんに燕と書いて「飲み込む」という意味の動詞になりました。また、「飲み込む」を英和辞書で引くと「swallow」とあります。「swallow」には「つばめ」という意味もありますね。ヤクルトスワローズの選手たちを「swallows→選手がつばめで、その複数形」ということから「つばめ軍団」と呼ぶのはそのためです。語源は違うと思われますが、東洋でも西洋でも同じように使われているのは興味深いところです。

考えてみると、筆者がよく行く駅前の銀行の入口の柱に、ゴールデンウィークを過ぎた頃つばめが毎年巣を作り、梅雨の時期にかけて子どもを育てています。きっと昔からつばめは人間社会に近いところで巣を作っていたのでしょう。親つばめが子つばめに餌を与える様を、人間がよく観察できたためと想像できますね。

咽頭は「飲み込む」ための舞台

Chapter1 Part2で「噛む」ための舞台である「口腔」について解説しました。「飲み込む」ためにも舞台が必要です。これは口腔に続く「咽頭」という空間です。咽頭は鼻腔と口腔の後方に位置します。咽頭の下方には喉頭と食道が位置しています。ここで空気と飲食物の通る経路を考えてみましょう。

呼吸のための空気の通り道を「気道」と呼び、空気は鼻腔→咽頭→喉頭→気管→気管支を通り肺へ至ります。また食物・飲料は、口腔→咽頭→食道を通り胃へ至ります。すなわち気道と飲食物の通り道は咽頭という舞台を共有しているのです（**図2**）。

咽頭は空気と飲食物の交通を整理する場所

Aという方向から来た列車がBという方向へ向かっており、Cという方向から来た列車はDという方向へ向かっていたとします。このまったく違う2つの線路は、ある地域で単線となり線路を共有する区間があると考えて下さい。この共有区間では、信号などできちんと2つの列車を交通整理しないと衝突、脱線、行く方向を間違えるなど大変なことになってしまいますね。これと同様、咽頭は空気と飲食物の交通整理をする場所でもあります。**図2**の青いラインと黄色いラインは咽頭できちんと交通整理がなされ、空気が食道へ入ることはなく、飲食物が喉頭、気管へ入ることもないのです。

これはすごいことだと思いませんか？ このようなロボットをヒトは作れるでしょうか？ この大切な交通整理は、「飲み込まない」でいい段階から「飲み込む」瞬間まで、咽頭周囲でいくつかの神秘的な現象が同時に起こり、成り立っています。すなわち、食事のたびに何気なく行われている「飲み込む」という動作は、奇跡と言ってもよいくらい多くの動作が絶妙に組み合わさることで成功しているのです。

Chapter2では、「飲み込む」瞬間のいくつかの神秘的な現象を少し分解して、それぞれの場所での動きを解説し、そして最後にそれらを組み合わせて「飲み込む」ということを総合的に考えてみたいと思います。

図1 餌を嚥下する嚥の子

つばめの子が餌を親つばめからもらっている様子。

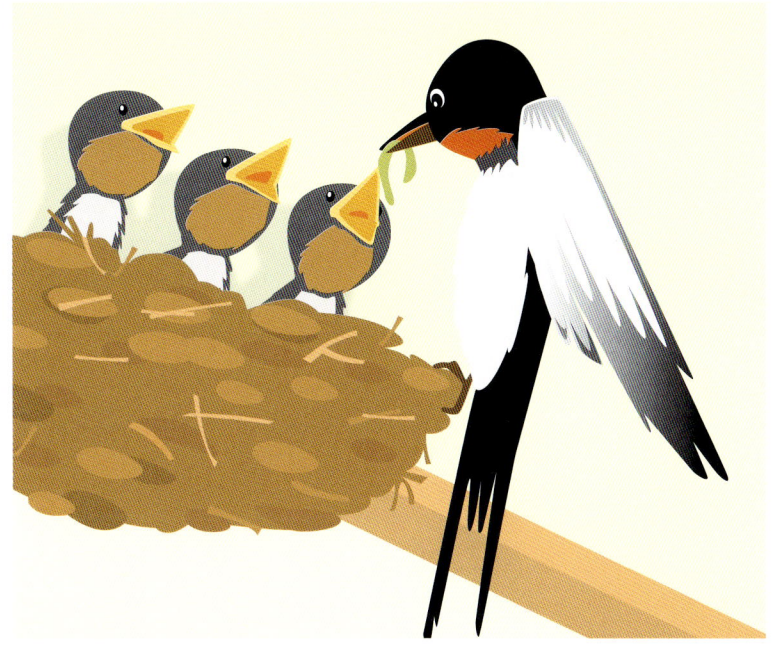

図2 横からみた咽喉の構造

青で示したところが空気の通り道、黄色で示したところが飲食物の通り道です。

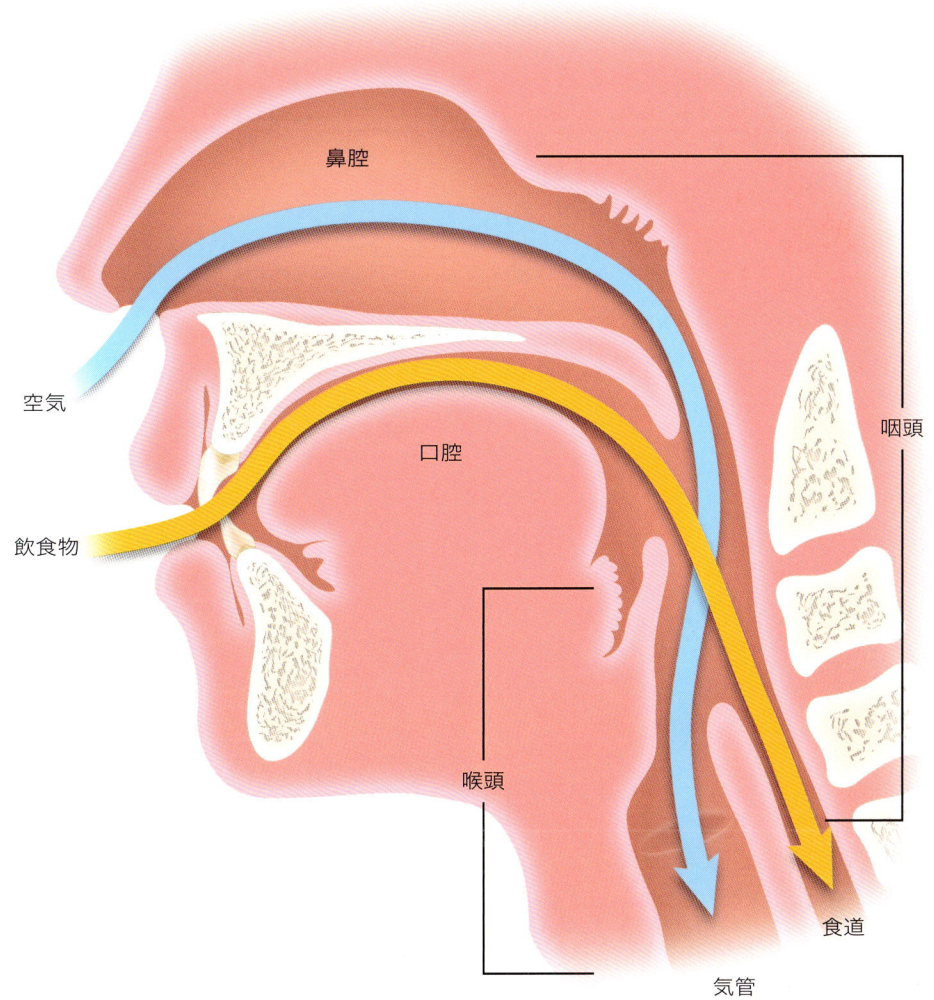

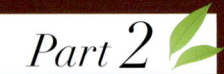

嚥下のプロセス（前編）

食塊とは？

Chapter1では「噛む」こと、すなわち咀嚼によって食物は飲み込みやすい形状に変えられることを解説しました。

「噛む」ことが終わった状態の食品を食物の塊（かたまり）という意味から「食塊（しょっかい）」と呼ぶ場合があります。Part2ではこの食塊という言葉を使って、嚥下のステージを説明したいと思います。

認知（先行）期とは

食物を口に入れる前を思い浮かべてみてください。食物を口に入れるときには、目で見て食物に関する記憶を呼び起こし、匂いを嗅いで、箸やフォークで感触を確かめます（図1）。これによって食欲が増進し、唾液の分泌が始まります（Chapter1 Part8）。この時期は食物を認知するということから「認知期」、また咀嚼、嚥下よりも前の時期ということから「先行期」などと呼ばれます。

準備期とは

咀嚼は嚥下のための食塊を作る作業です（Chapter1 Part4参照）。これを嚥下の側から考えてみてください。咀嚼とは嚥下の準備をしてくれていることになりませんか？ この考え方から、咀嚼は嚥下に対する「準備期」となります。

嚥下のプロセス

嚥下という一連の動作は舞台である咽頭を中心に、移動していくにしたがって食塊が口腔相、咽頭相、食道相という3つの相（段階）に分類することができます。

嚥下第1期：口腔相

口腔では咀嚼によって作られた食塊を飲み込む作業が始まります。食塊は舌の上に運ばれ、舌の先端が切歯の裏面付近に密着します。そして食塊は前方から後方へ向かい、舌が口蓋に押し付けられます。この舌の動きによって食塊は後方、すなわち咽頭へと送られ始めるのです。舌によって食塊が咽頭へ送られる段階が口腔相です（図2）。この舌の動きは自分の口腔内で感じることができます。舌の動きを意識しながらゆっくり「ごっくん」と唾液を飲んでみてください。口蓋前方への密着から始まる舌の動きを体感できます。

では、嚥下第1期、口腔相をみていきましょう。口腔相とは嚥下の第一段階のことです。この段階では、咀嚼（嚥下に対する準備期）によって作られた食塊を飲み込

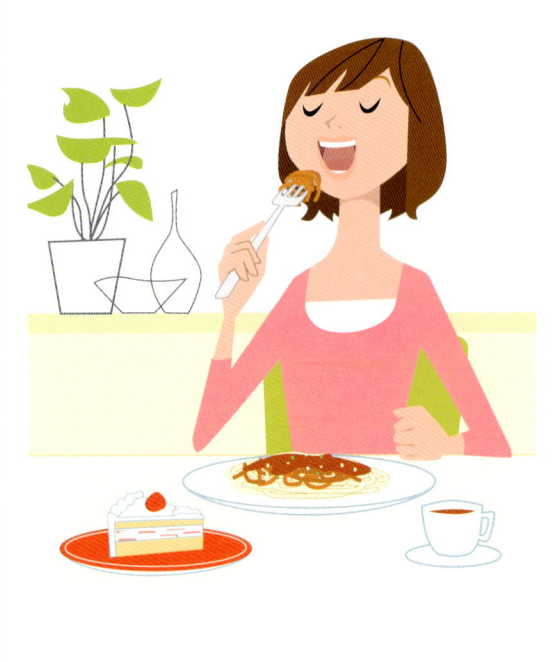

図1 認知（先行）期

口腔では唾液分泌など咀嚼の準備が始まる。

む作業が始まります。

　また、嚥下の口腔相にとってもっとも重要なのは「下顎が固定している」ということです。たとえばガムを噛みながら無理して唾液を飲んでみてください。下顎が動いた状態では唾液を飲むことができないのがおわかりいただけると思います。「飲めた！」という読者は、唾液を飲む瞬間ほんの少しの間、下顎は停止、すなわち固定されているはずです。歯科治療によって咬み合わせ（入れ歯などで）が安定していると実は「飲む」動作はとても楽になるのです。

口腔相で動き出す口蓋垂（のどちんこ）

　舌による食塊の後方への移動が始まると「のどちんこ」とその周囲が動きだします。「のどちんこ」は軟口蓋の先端部分で「口蓋垂」と呼びます。軟口蓋は5つの筋からできていて、その中の3つは口蓋よりも上方の骨に付着しています。これら筋群の収縮によって軟口蓋は持ち上がります。すると軟口蓋と舌の間に食塊が通る道ができる仕組みになっています。

　嚥下の口腔相では意識して舌の運動を止めることができます。嚥下、すなわち飲むことをストップできるということです。たとえば卵焼きを食べた際、咀嚼が終わり飲み込み始めた食塊に、卵の殻らしきものが入っていて、それを口蓋が感じたと仮定しましょう。その瞬間舌の運動をやめることができます。そして、卵の殻の破片を取り除くことが可能なのです。

図2　口腔相

食塊はまだ主に口腔に存在し、嚥下反射は始まっていない時期。

a　鼻腔
b　上咽頭
c　軟口蓋
d　食塊
e　舌
f　中咽頭
g　喉頭蓋
h　下咽頭
i　喉頭

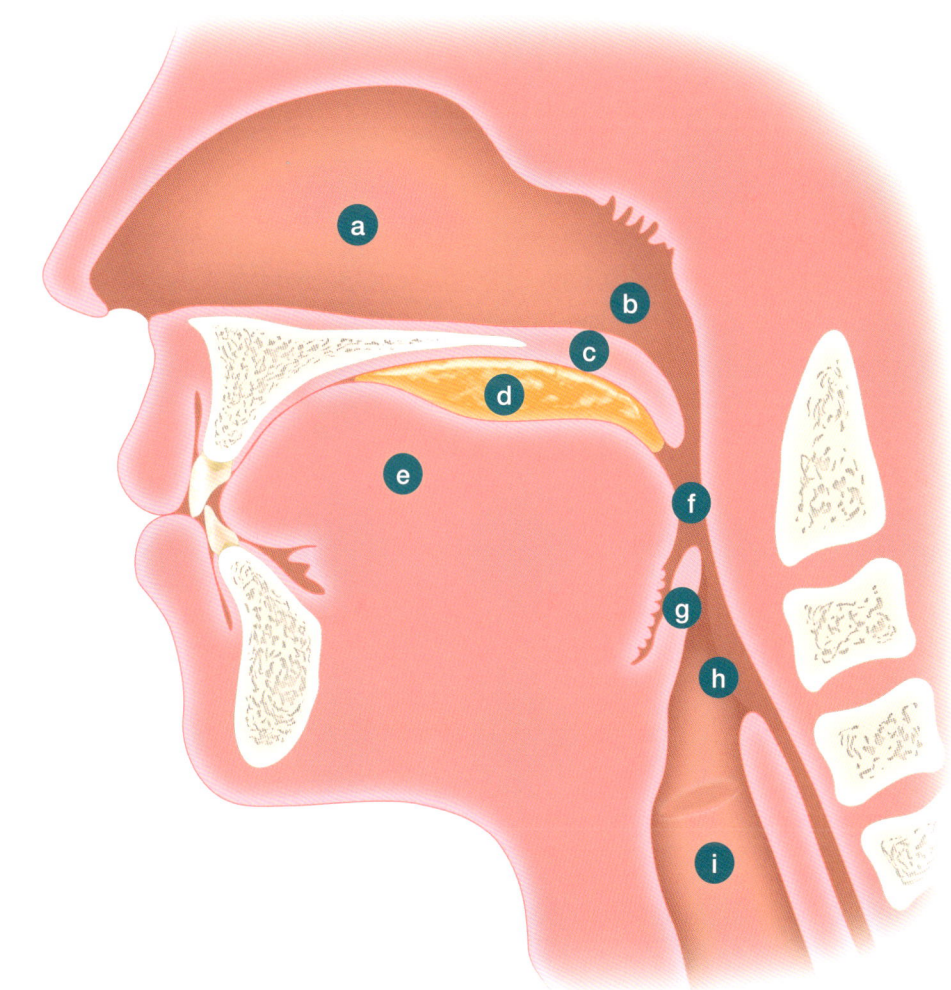

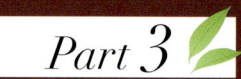

嚥下のプロセス（後編）

嚥下第2期：咽頭相

①嚥下反射が始まるのが咽頭期

食塊が舌によって舌の奥に運ばれると、舌根、軟口蓋、咽頭などの粘膜からの信号が脳の嚥下中枢に達し、「嚥下反射」が起こります。嚥下中枢はChapter1「まとめ」の図1にある脳幹の延髄に存在します。すなわち「噛む」リズムをつくる場所と同じ部位にあります。嚥下反射という反射運動が始まるのが咽頭相です。

この段階では主に食塊は咽頭にあるため、咽頭期という名前になりました。「ごっくん」という飲む動作をイメージしてみてください。この「ごっくん」こそが「嚥下反射」であると理解していいと思います。

②嚥下反射は止まらない

嚥下反射が始まると（「ごっくん」が始まると）、もう後戻りはできません。意識的に食塊を口から出すことはできなくなります。すなわち咽頭で嚥下反射が始まってからが不随意な時期になることを理解してください。

嚥下反射が始まると食塊が鼻腔に行かないように、口腔に戻らないように、そして喉頭から気管に入らないようにと3つの重要で神秘的な動きが生じます。鼻咽腔閉鎖、口峡閉鎖、喉頭閉鎖という現象です（図1-A）。これらについてはそれぞれPart4,8で解説します。

③誤嚥とは？

嚥下の動作のタイミングがずれると、食塊の一部が喉頭（気道）に入ってしまいます。これを誤嚥といいます。嚥下機能が正常であれば、むせることによって食塊の一部は排出されます。しかし機能的な衰えから「むせる」こともできず、食塊の一部が気管支、肺に入ってしまって、肺に炎症が生じてしまう（肺炎）場合があります。誤嚥が原因の肺炎を誤嚥性肺炎と呼びます。

図1 咽頭相（A）と食道相（B）

嚥下反射が生じると咽頭期です。鼻咽腔閉鎖、口峡閉鎖、喉頭閉鎖という3つの現象によって食塊はスムーズに咽頭に流れ込みます。食塊がすべて食道に入ると食道期で、軟口蓋、舌、咽頭、喉頭などの組織が元の位置に戻る時期でもあります。

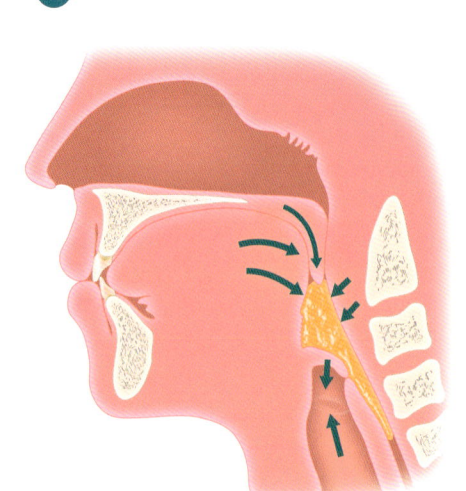
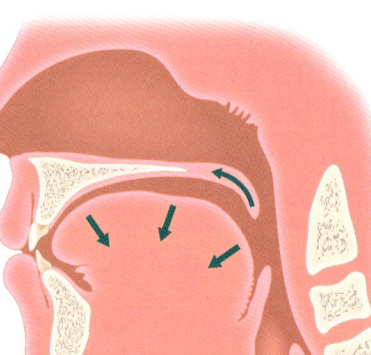

嚥下第3期：食道相

食塊が無事食道に流れ込み、胃に達するまでを食道相といいます（図1-B）。食道相ではまず、食塊は重力で下に落ちます。そして、食道の筋肉が上方から規則正しく順番に収縮することによって食塊は胃に送られます。このような食道の筋の動きを蠕動運動といいます。通常では4〜6秒くらいで食塊は胃に達します。蠕動運動のおかげで、テレビを見ながら横になっていても、逆立ちしていても、飲み込んだ食塊は胃に達することができるのです。

④「キーン」と空嚥下

エレベーターで急に高い階に移動した時、耳の奥が「キーン」となったことはありませんか？そんな時、"ごっくん"と空嚥下をしてみてください。口蓋帆張筋の収縮で耳管咽頭口が開き、「キーン」から解放されます。これでだめなら、鼻をつまんで息を鼻に軽く送ってみてください。この動作では強制的に空気を耳管に送ることになり「キーン」から解放されると思います。

鼓膜の内部の気圧は咽頭で調節している

中耳には鼓室という空間が存在します。外界からは隔離されるため気圧調節が必要です。高い建物に上った時、海に潜った時など、気圧が変動した時に気圧調節が行われないと、空気が膨張、または収縮して鼓膜に損傷を与えてしまう可能性があるからです。

この鼓室と上咽頭は耳管という管でつながっていて、この管を通して上咽頭の空気と交通することにより気圧が調節されます。耳管の上咽頭における出口を耳管咽頭口と呼びます（図2）。耳管咽頭口は通常閉じていますが、耳管周囲には嚥下時、強く収縮する口蓋帆張筋が付着しています。すなわち、嚥下のたびに耳管咽頭口が開き、気圧調節が行われているのです。

図2　上咽頭に存在する耳管咽頭口

嚥下時に収縮する口蓋帆張筋が耳管周囲に付着しています。嚥下の際に耳管咽頭口が開くため、鼓室の気圧が調節されます。

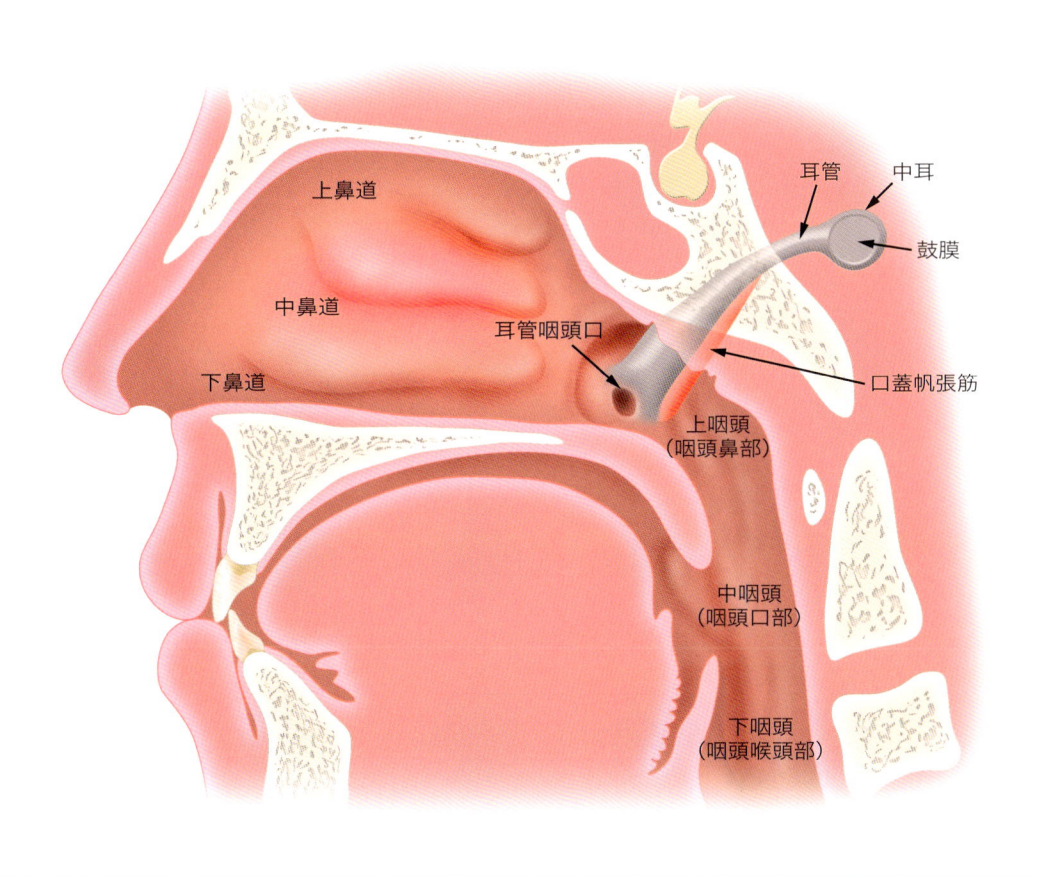

Part 4

嚥下反射の瞬間1
口蓋垂（のどちんこ）の役目

嚥下反射（嚥下の第2段階：咽頭相）が始まると食塊が鼻腔に行かないように、口腔に戻らないように、そして喉頭から気管に入らないようにと口峡閉鎖、鼻咽腔閉鎖、喉頭閉鎖という現象が生じることをPart 3で解説しました。ここでは口峡閉鎖、鼻咽腔閉鎖について解説します。

口峡閉鎖とは？

口を大きく「アー」と開けて奥を鏡に映してノドの奥を覗くと「のどちんこ」がぶら下がっています。いったい、何のためにあるのか疑問に思ったことはありませんか？ しかし、体の各部分の形には必ず意味があります。それは進化の過程で獲得してきた重要な意味です。「のどちんこ」は口蓋からぶら下がっていることから口蓋垂と呼ばれます。よく見ると口蓋垂の付近から弓状の構造物が両側に下りてきているのがわかります。手前の弓状構造物は口蓋と舌をつなぐ弓状構造物で「口蓋舌弓（こうがいぜっきゅう）」、奥は口蓋と咽頭をつなぐ「口蓋咽頭弓（こうがいいんとうきゅう）」です（図1）。左右の口蓋舌弓をつないだ仮想平面付近を「口峡（こうきょう）」と呼びます。

口峡の「峡」は、「峡谷（きょうこく）」でも使われています。峡谷とは渓谷（けいこく）の幅と比較してさらに深い谷のことです。同じ「せまい」という意味の文字に「狭（きょう）」があります。「狭間（さま）（塀などに開けられる小窓のこと）」という単語で使われます。また戦国時代、今川勢と織田信長の「桶狭間の戦い」で有名な桶狭間（おけはざま）という地名でも使用され、ここは手越川の走る狭い谷あいであったという説が伝えられています。このことから口峡は口腔と咽頭の間の狭くなったところ、と理解してください。「口蓋舌弓」「口蓋咽頭弓」の弓状構造物は、粘膜の中に筋肉が走行（口蓋舌筋、口蓋咽頭筋）していることから形成されています（図2）。

嚥下反射の瞬間、舌は口蓋に押し付けられ、口蓋舌筋が強く収縮し、さらには口蓋咽頭筋の収縮によって左右のカーテンが中央に引かれるように「口峡の閉鎖」が完結します。すなわち、いったん咽頭に入った食塊は口腔に戻ることができなくなるわけで、嚥下にとって「口峡閉鎖」はとても重要な現象といえるのです。

鼻咽腔閉鎖

テレビを見ながらソファやコタツで横になってお菓子を食べていたとします。鼻腔と咽頭そして食道の位置関係を考えてください。ほとんど同じ高さですよね？ でも嚥下のあと、食塊が鼻から出てくることはないと思います。また、口腔に戻ってくることもありません。

口腔に食塊が戻らないために必要なのは口峡閉鎖だけでなく、嚥下の時どのような体勢でも食塊が鼻腔に輸送されないために必要なのが「鼻咽腔閉鎖」という現象です。これは主に軟口蓋の後上方への挙上によって成立します。主に役立つ筋は口蓋帆挙筋（こうがいはんきょきん）です。他の軟口蓋の筋群も補助的に役立っています。さらに、咽頭を構成する筋である咽頭収縮筋と口蓋咽頭筋（こうがいいんとうきん）の収縮によって、咽頭後壁が前方に膨らみ、鼻腔と咽頭の間には少しの隙間もなくなるのです。

逆立ちしていても飲み込める

筆者は逆立ちができないのでわかりませんが、おそらく逆立ちしていても、きちんと「ごっくん」と嚥下すれば鼻咽腔閉鎖のおかげで、食塊が鼻から出てくることはないと思います。「のどちんこ」は嚥下にとってとても重要な役割を担っているのです。

図1 筋肉でつくられる軟口蓋

（左図ラベル）口蓋舌弓、口蓋咽頭弓、口蓋垂、口蓋扁桃、舌

（右図ラベル）口蓋帆挙筋、口蓋垂筋、口蓋咽頭筋、口蓋舌筋

口蓋舌弓の強い収縮。
矢印：左右の口蓋咽頭弓が嚥下反射の瞬間、カーテンが中央にひかれるように閉鎖します。

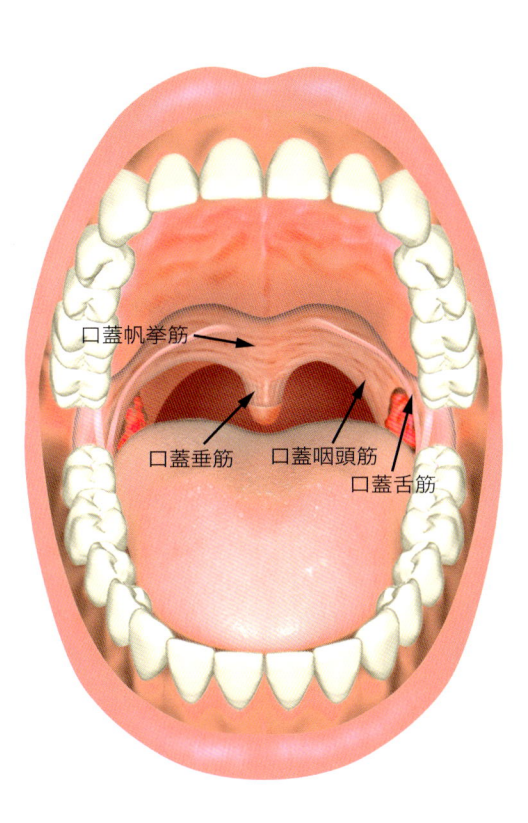

図2 嚥下反射の始まる瞬間の軟口蓋の動き

嚥下第1期、口腔相の後半、舌を口蓋に押し付けながら食塊を後方へ輸送し、軟口蓋の筋群の収縮が始まります。嚥下反射が生じると、軟口蓋は後上方へ引かれ、咽頭の筋群の収縮と口蓋咽頭筋の牽引により咽頭後壁が前方に膨らみ、鼻腔と咽頭の間が閉鎖されます（鼻咽腔閉鎖）。これによって食塊の一部が鼻腔に入ることはないのです。

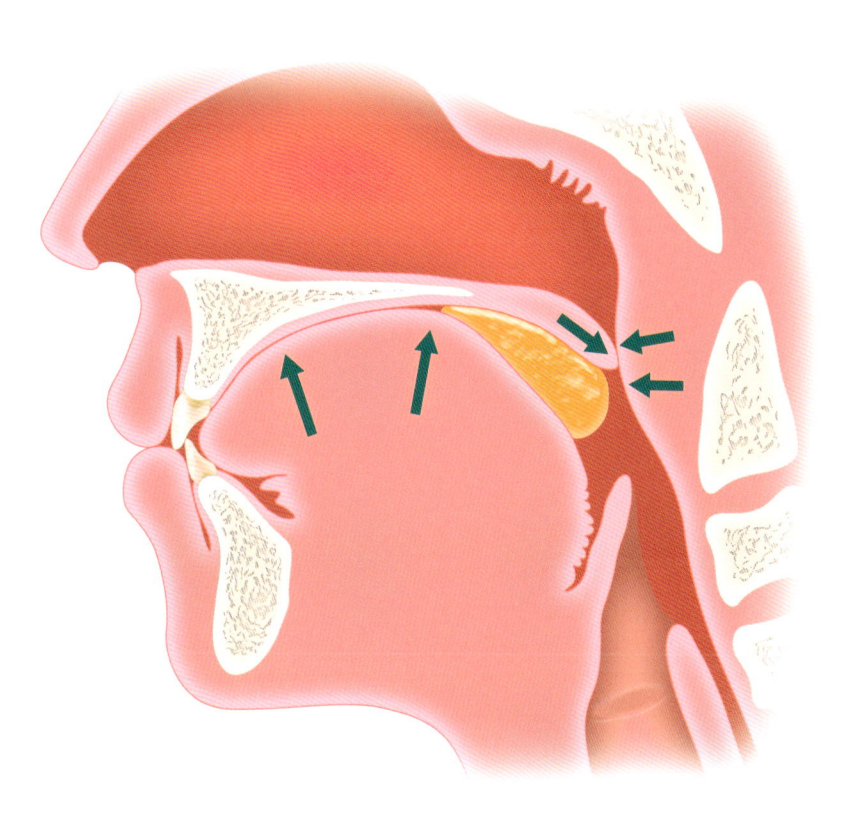

Part 5
「噛む」と「飲み込む」は一連の動作

「口」と「のど」というと一般的にまったく別の場所で、働きもそれぞれ「噛むため」「飲み込むため」とかけ離れたイメージがあるようです。そこで「のど」はどのような進化を遂げてきたのかを考えてみたいと思います。

鳥は咽頭で食事をする？

図1は、鵜が魚を丸飲みしている様です。程度の差こそあれ、鳥はこのように餌を食べます。この魚を胃まで運ぶために、いったいどのような筋肉が活躍しているのでしょう？ このイラストは一見、鵜が魚に噛みついているようです。しかし基本的には鳥に歯はありません。

図1 鵜が魚を丸飲みする様子

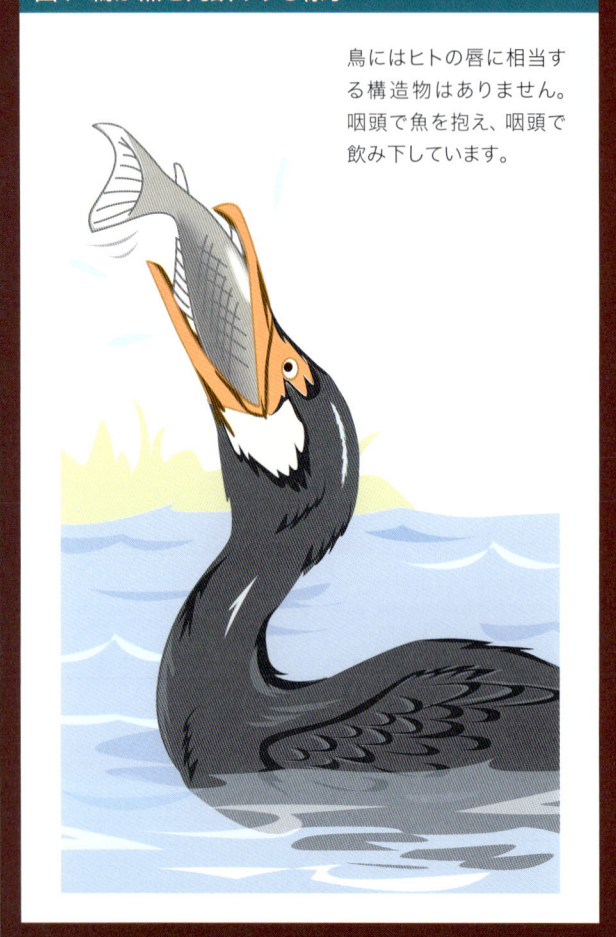

鳥にはヒトの唇に相当する構造物はありません。咽頭で魚を抱え、咽頭で飲み下しています。

よって咀嚼は行われていません。鵜は咽頭で魚を包み込みます。咽頭を縦（上下）に走る筋肉が咽頭を挙上させ、ガバッと抱え込むのです。つぎに咽頭にはこの縦の筋肉と直行する横の筋肉が並んでいて、その筋肉の蠕動波によって魚を下方へ移送します。この蠕動波についてはPart6で詳しく解説します。

では爬虫類ではどうでしょうか？ ワニの横顔をChapter1 Part3で確認してください。ワニには歯がありますが、咽頭の構造はほとんど変わりません。よって、噛みついて噛みちぎり、頬がないため咀嚼はしないで丸飲みです。

咽頭から進化してきた頬の筋肉

ヒトは鳥やワニと違って哺乳類です。生まれてすぐミルクを飲まなければなりません。爬虫類から哺乳類への進化の過程で、この口元の形態は大きく変化しました。哺乳類はミルクを飲むため「よく動く唇」、ミルクを飲みこぼさない「しっかり締まる口元」、ミルクを後方の咽頭へ移送する「やわらかく動く頬」の3つがどうしても必要になったのです。

図2はヒトの顔の筋肉である表情筋（頬筋）と咽頭の筋肉である上咽頭収縮筋の関係を示したものです。咽頭の筋肉は魚もヒトも同じような機能を備えています。しかし、ここから哺乳類に進化し、3つの機能を発揮するため、筋肉が唇まで伸びてきた…と考えると、ヒトの顔にある表情筋の中で口元に集まる筋肉は、哺乳類がミルクをきちんと飲むために作られたと考えることができるわけです（進化には当然多くの要因があり、そう単純ではない部分もありますが、そのように考えることで、ヒトの咀嚼、嚥下機能を深く理解することができるようになります）。これら口元に集まる筋肉によって頬ができ上がりました。本来、生まれたときだけあればいい頬ですが、結果的にわれわれは咀嚼に利用し（Chapter1 Part4）、多くの恩恵を受けているのです。

図2 側方からみた頬筋と咽頭の関係

Chapter1 Part3の図1の表情筋から頬筋、口輪筋以外の表情筋を除去。頬筋と上咽頭収縮筋には密接な関係があります。

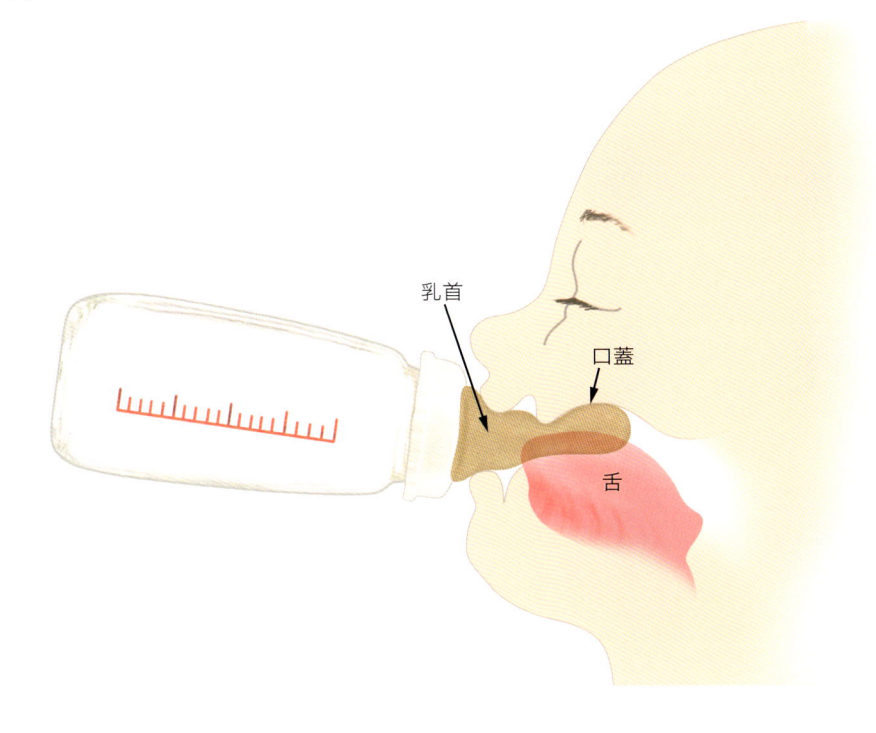

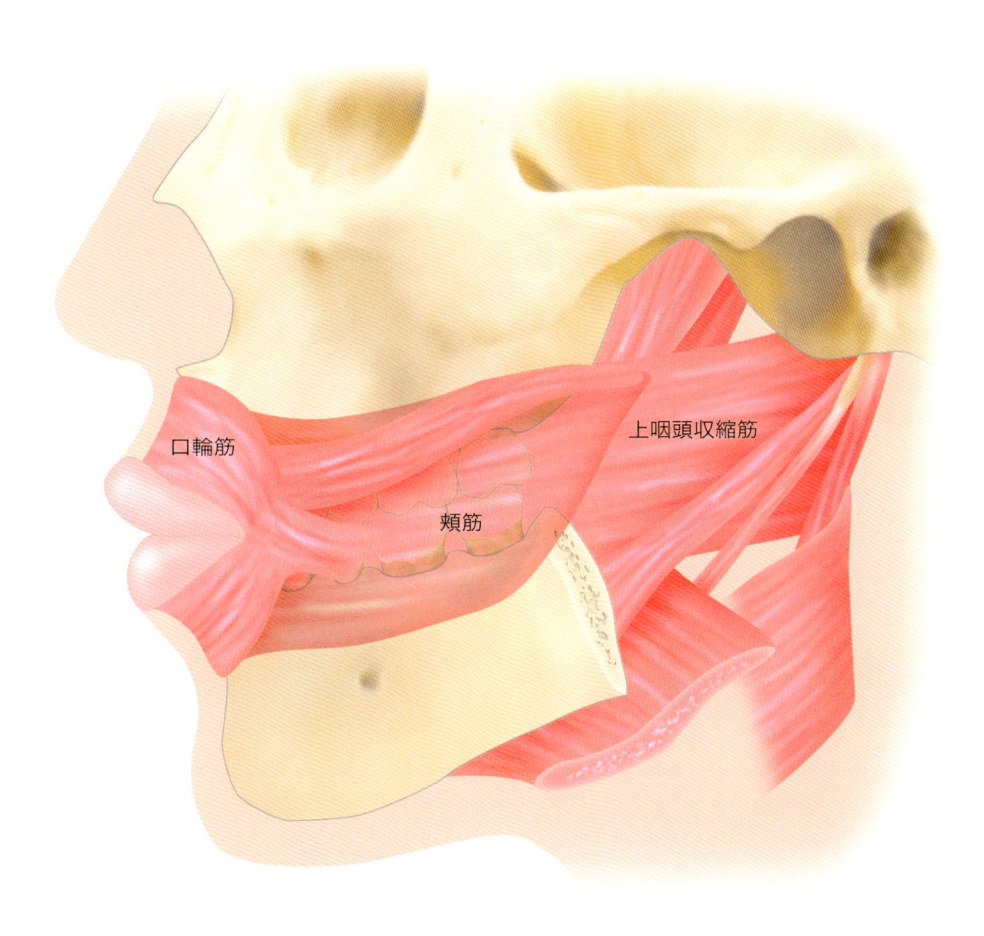

- 乳首
- 口蓋
- 舌
- 口輪筋
- 上咽頭収縮筋
- 頬筋

Part 6
嚥下反射の瞬間2
弛緩する筋がある

「筋肉は意識して力んだ時に収縮する」ということは、誰でも理解できると思います。嚥下反射の瞬間も、実に多くの筋肉が協調的に収縮します。しかし、この中で嚥下反射の瞬間、収縮とは逆に、スッと弛緩する筋肉があります。これは咽頭の最下部であり、食道の最上部に存在する筋肉で「輪状咽頭筋」です。ここでは嚥下機能にとって重要な輪状咽頭筋の機能について解説します。

食道上部の括約筋

水道のバルブをイメージしてください。バルブは普段固く閉められています。水を出したいときに緩めますよね？これと同じで、ヒトの体には普段からつねに収縮してくれている括約筋が存在します。たとえば肛門や内尿道口です。この両者が普段から緩んでいたら、便や尿が漏れてしまいます。括約筋に「括る」という文字が使用されているのはそのためです。

食道上部にもこのバルブの役目をする輪状の筋肉が存在します。これは輪状咽頭筋といって咽頭を構成する下咽頭収縮筋の一番下にある筋束です。正確には食道上部は「食道ではなく咽頭の筋が締めている」ということになります。この輪状咽頭筋の収縮のおかげで、呼吸の際の吸気が食道に入ることはなく、また胃液などが喉頭から気管に流れることもないわけです。食道下部、すなわち胃との境にも括約筋があります。近年、この食道の上下の括約筋の機能がきちんと発揮されないことによる気管支炎（逆流性気管支炎）や肺炎が問題になっています。「胸やけ（みぞおちの辺りから胸の下の不快感、熱感な

図1　胸やけ

逆流性食道炎では食道の炎症だけでなく、輪状咽頭筋の機能に問題がある場合、気管支炎を起こす場合があります。

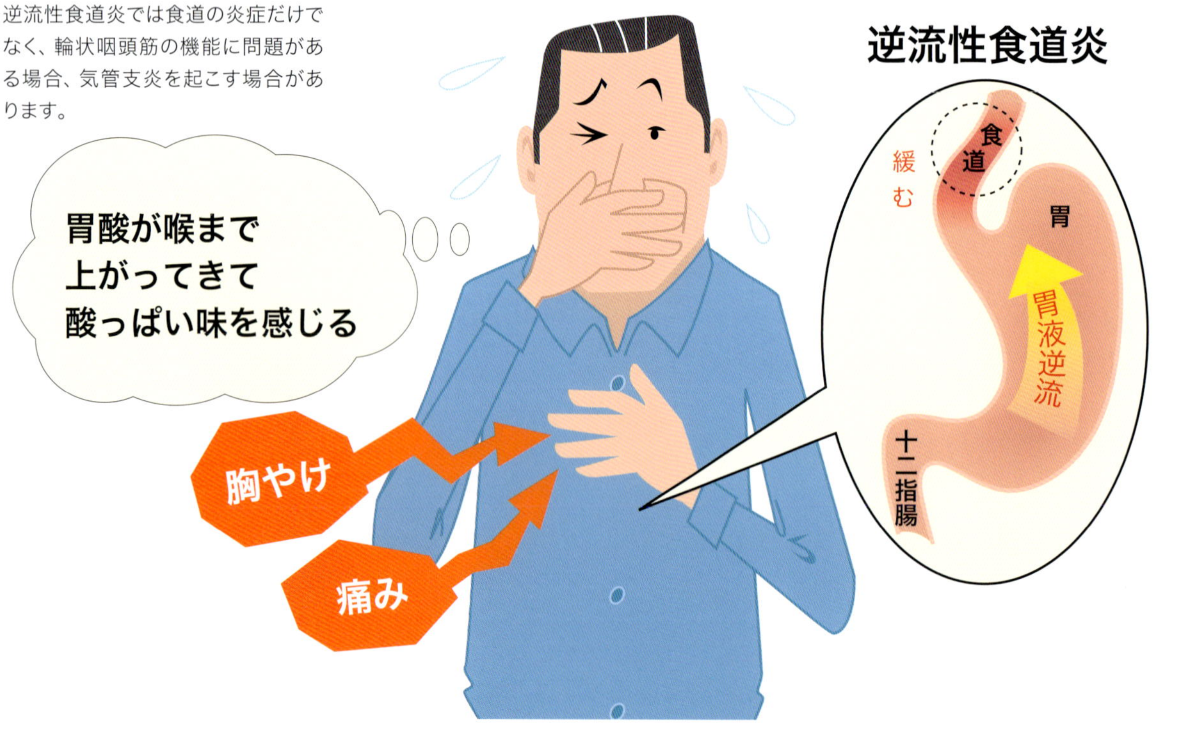

胃酸が喉まで上がってきて酸っぱい味を感じる

胸やけ
痛み

逆流性食道炎

食道 / 緩む / 胃 / 胃液逆流 / 十二指腸

ど）」(図1) はそのサインです。

咽頭における食塊の移送

Chapter2 Part3の図1で嚥下反射が生じる嚥下第2期：咽頭相では、たとえ横になっていても食塊が食道へ移送されることは解説しました。これは咽頭を横走する咽頭収縮筋の蠕動運動様（蠕動運動は平滑筋の運動に使用される。咽頭収縮筋は骨格筋であるため「様」とした）の収縮によるものです。首の骨（頸椎）をはずし、咽頭を後ろから見ると咽頭は逆三角形になっています。付着部の違いから上、中、下の咽頭収縮筋で構成されています。この筋群は、ほぼ前方斜め下方に横走しており、この筋束が上部から順番に収縮することによって食塊は下方へ移送されるわけです。

ケーキを作ったことがありますか？ケーキのスポンジ部分の上にクリームを絞るときと同じです（図2）。はじめに上部の広いほうを握り、他方の手で順番にクリームを絞る動作と同じイメージであると理解して下さい。そして、今までずっと収縮していた輪状咽頭筋がタイミングよく弛緩すると、食塊はスルッと食道に流れていくのです。

図2　咽頭後面とクリーム絞り

咽頭は逆三角形（ロート状）の筋肉でつくられた袋です。ここに食塊が入ってくると、筋束が上部から順番に収縮して食塊を食道へ移送します。ケーキを作る際のクリームを絞る動作と似ています。

- a　上咽頭収縮筋
- b　中咽頭収縮筋
- c　下咽頭収縮筋
- d　輪状咽頭筋
- e　食道

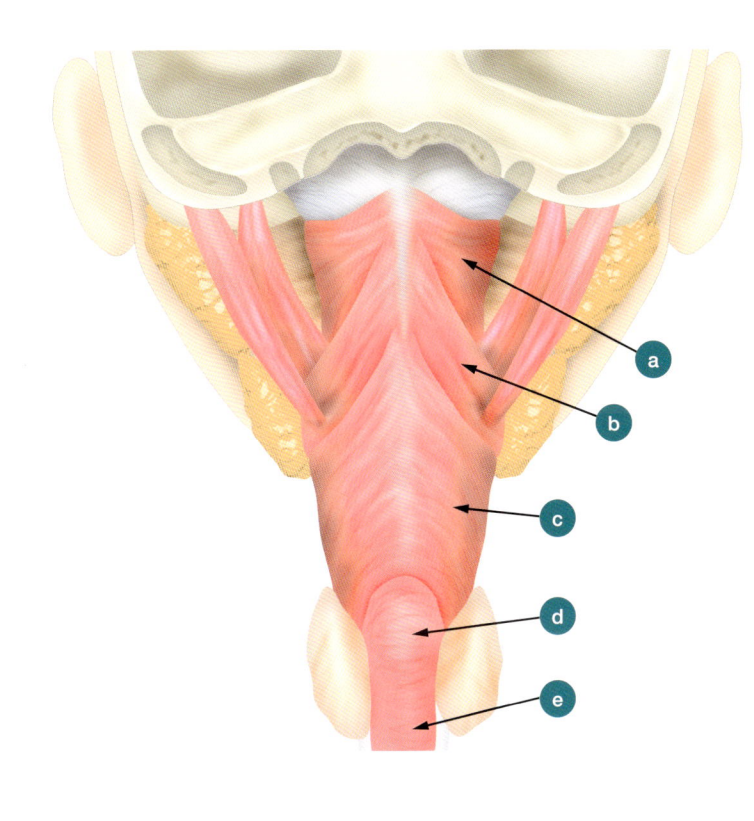

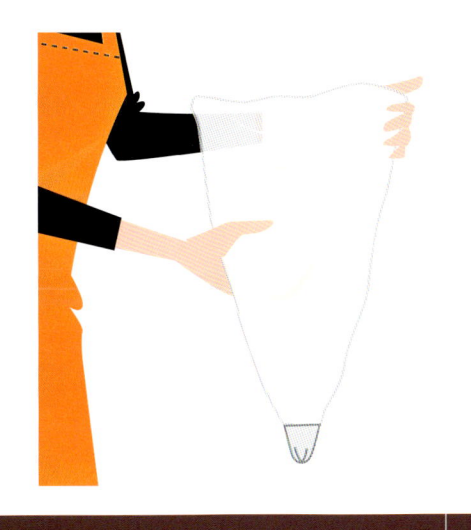

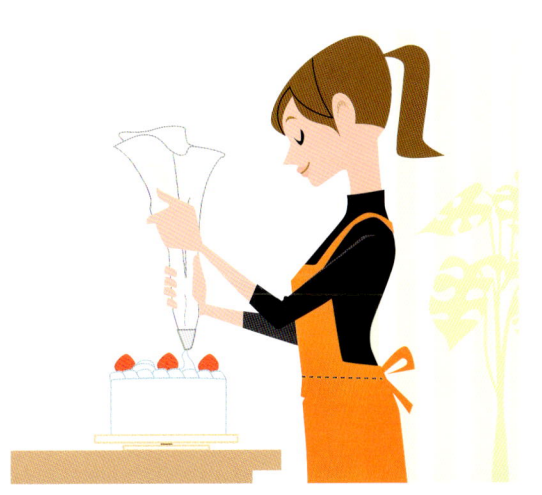

Part 7

嚥下反射の瞬間3
"のど仏"が動く大切な理由

喉頭は6つの軟骨でできています。その中で甲状軟骨（こうじょうなんこつ）が俗に言う"のど仏"です。甲状軟骨に指を置き、唾液を飲んでみてください。甲状軟骨を含む喉頭全体が嚥下とともに前上方へ動きますよね（**図1**）。この動きには嚥下機能にとって実は重要な意味があります。食道上部の括約筋（輪状咽頭筋）は嚥下する時以外は収縮し、嚥下の瞬間だけ緩むことはPart6で解説しました。食塊はこの括約筋が緩むだけでは食道に流れ込むことはできません。大きく広がらなければならないのです。しかしながら食道の筋肉には、この食道の入り口を広げることができる筋肉はありません。そのため、喉頭の力を借りて前方に引いてもらっているのです。喉頭の後面は、食道の前面と結合しており、喉頭の動きに合わせて、食道の入り口が前上方に大きく広がるという仕組みです。

喉頭を前上方に動かす筋群

①舌骨上筋群をみつけてみよう

もう一度、甲状軟骨に指を置いてください。そしてそっと指先を上方へずらしていくと、少し柔らかくなって凹んだあとにまた硬い部分が触れると思います。これが喉頭と筋や靭帯でしっかりつながっている「舌骨（ぜっこつ）」です（**図2**）。舌骨に付着する筋肉の一部は、上方へ走行し下顎骨に付着します。嚥下時、喉頭が前上方へ動くのはこれらの筋群の収縮によるものです。舌骨の上部に位置するため、舌骨上筋群といいます。

図1　嚥下の時の"のど仏"の動き

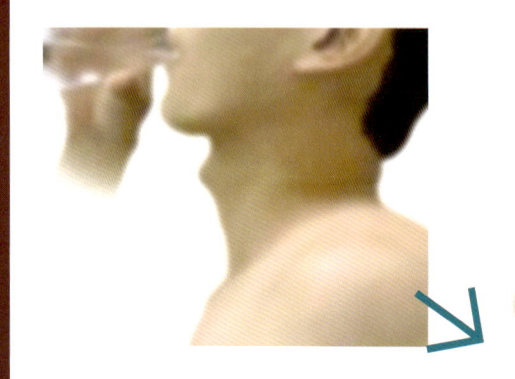

嚥下時、甲状軟骨（のど仏）は、前上方へ大きく動きます。

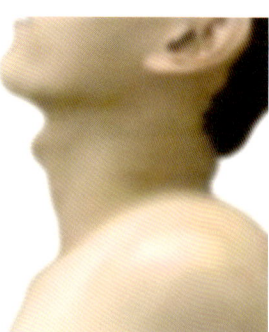

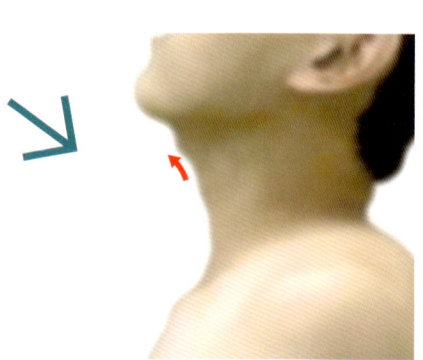

②開口にも役立つ舌骨上筋群

　舌骨上筋群は、嚥下とは逆の動作にも役立っています。今度は、舌骨に指を置きながら口を開いてみてください。開口の動作の間、舌骨は動きません。骨と骨に付着する筋は必ず片方が動かず、もう一方が筋の収縮によって近づいてきます。動かないほうの骨の筋付着部を「起始部」、動いてくるほうの骨の筋付着部を「停止部」といいます。口を開く際は、舌骨側が動かないため起始部で、下顎骨側が停止部となります。嚥下の時は舌骨が動くので、舌骨が停止部です。

図2　舌骨上筋群と嚥下時の喉頭の動き

舌骨上筋群、特に顎二腹筋前腹、顎舌骨筋、オトガイ舌骨筋によって舌骨が前上方へ引かれ、食道入口部が前上方へ大きく開く。

- a　顎舌骨筋
- b　顎二腹筋前腹
- c　茎突舌骨筋
- d　顎二腹筋後腹
- e　舌骨

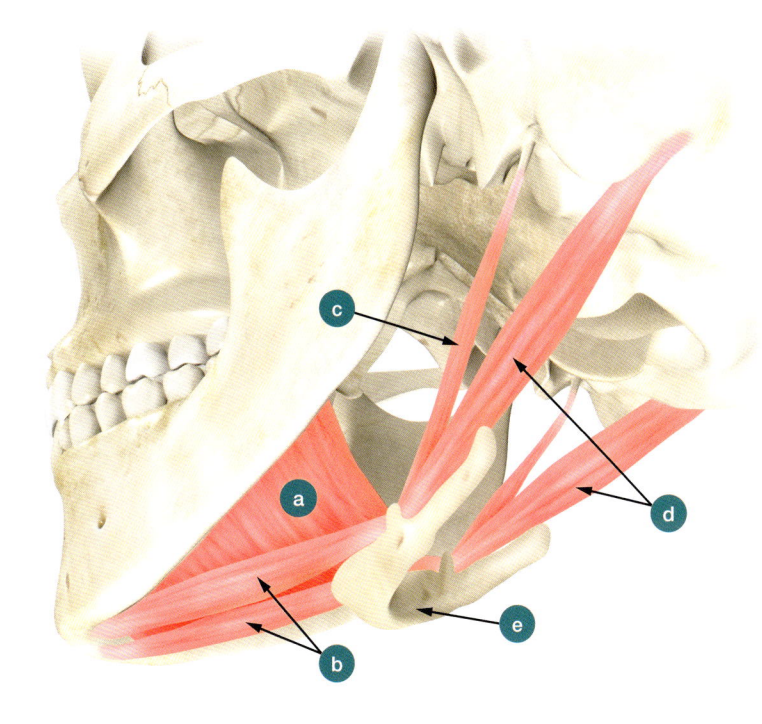

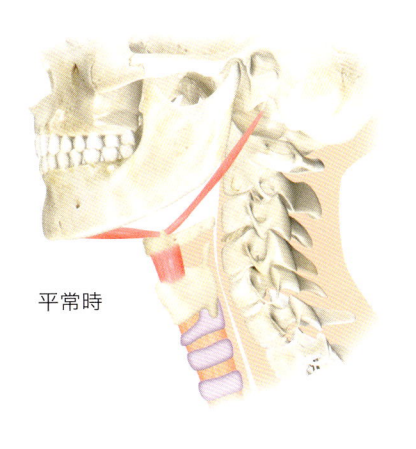

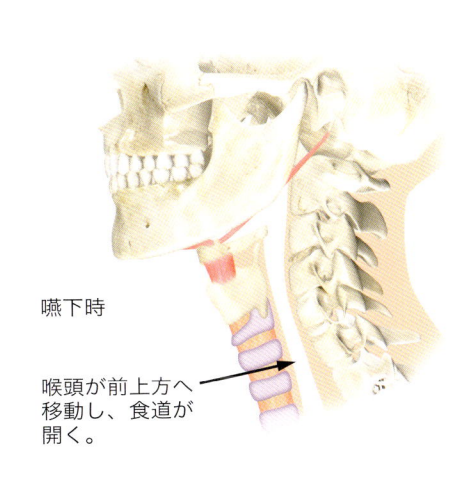

平常時

嚥下時
喉頭が前上方へ移動し、食道が開く。

Part 8

嚥下反射の瞬間4
誤嚥を防ぐ最後の砦：喉頭閉鎖

咽頭は空気の通る気道と食物・飲み物の通り道の交差する空間であることはChapter2 Part1で解説しました。この2つの通路が混線を起こし、食塊の一部が喉頭から気管に入ってしまうことを「誤嚥」と言います。読んで字のごとく、誤って嚥下をするということです。

誤嚥の恐怖。誤嚥はなぜ起こる？

お正月になるとお餅をのどに詰まらせて高齢の方が亡くなる、という悲しいニュースを耳にすることがあります。これは誤嚥によるものです。誤嚥はさまざまな原因によって起こります。たとえば咽頭、喉頭周囲の筋肉の機能が衰え、嚥下のタイミングが合わなくなってきた場合です。このタイミングのズレは筋肉を動かす指令を出す脳に何らかの機能の衰え、さまざまな問題が生じても起こります。また嚥下中枢のある延髄に問題がある場合は、嚥下反射自体が生じなくなる場合もあります。気管から肺に至る呼吸器は、本来、吸気のみが入るべき場所です。ここに食塊の一部、飲み物の一部などが入ってしまうと、それを除去することはできません（図1）。

Part6で解説した食道上下の括約筋の問題で、胃の内容物の一部が呼吸器に入ってしまうとさらに問題は深刻です。胃液は強い酸を含むからです。さて、どうなるか？これが本当に怖い「誤嚥性肺炎」をまねいてしまう可能性があるのです。医療が進歩した日本でも肺炎の死亡率は高く、年間10万人以上という統計もあります。この数字の中に誤嚥により発症した肺炎が少なからず含まれている可能性は否定できません。

声門裂が閉じ、喉頭の蓋が閉じる

喉頭の入り口には声帯ヒダがあります。喉頭の役割のひとつである「発声」が行われている場所です。ただもうひとつの重要な機能に気道を閉鎖するという機能があります。気管や肺にとって入ってはならないものが近寄るとグッと力をこめて声帯ヒダは閉鎖します。これは喉頭にある多くの小さな筋群の収縮により行われます。この事から喉頭のもうひとつの役割には「気管上部の括約筋としての役割」があるのです。

左右の声帯ヒダに囲まれた部位を声門裂と呼び、呼吸時に空気を吸うとき（吸気）は、後輪状被裂筋という筋肉の収縮によって開いています。嚥下時この状態では、もし何か食事の一部が転がってきたら気管に入ってしまいます（誤嚥）。そこで声帯周囲の筋の収縮によって、嚥下時にはギュッと声門裂は閉じます。

そして、喉頭には甲状軟骨で囲まれる喉頭の内部から突出する喉頭蓋という大きな軟骨が存在します。ちょうど"靴べら"のような形をしています。これが嚥下時、後方へ倒れ喉頭に蓋をするのです（図2）。喉頭全体が前上方へ動いたのち、舌骨と喉頭をつなぐ筋が収縮し、さらに喉頭蓋を後ろに引く小さい筋の力も借りて一気に倒れます。喉頭蓋という言葉は「喉頭に蓋をする」というところから命名されました。まさしく誤嚥を防ぐ最後の砦です。きちんと声門裂が閉じ、喉頭蓋が後方へ倒れ喉頭に蓋をする状態を「喉頭閉鎖」といいます。

図1 誤嚥

気管に深く入ってしまった食塊の一部を出すのは困難です。

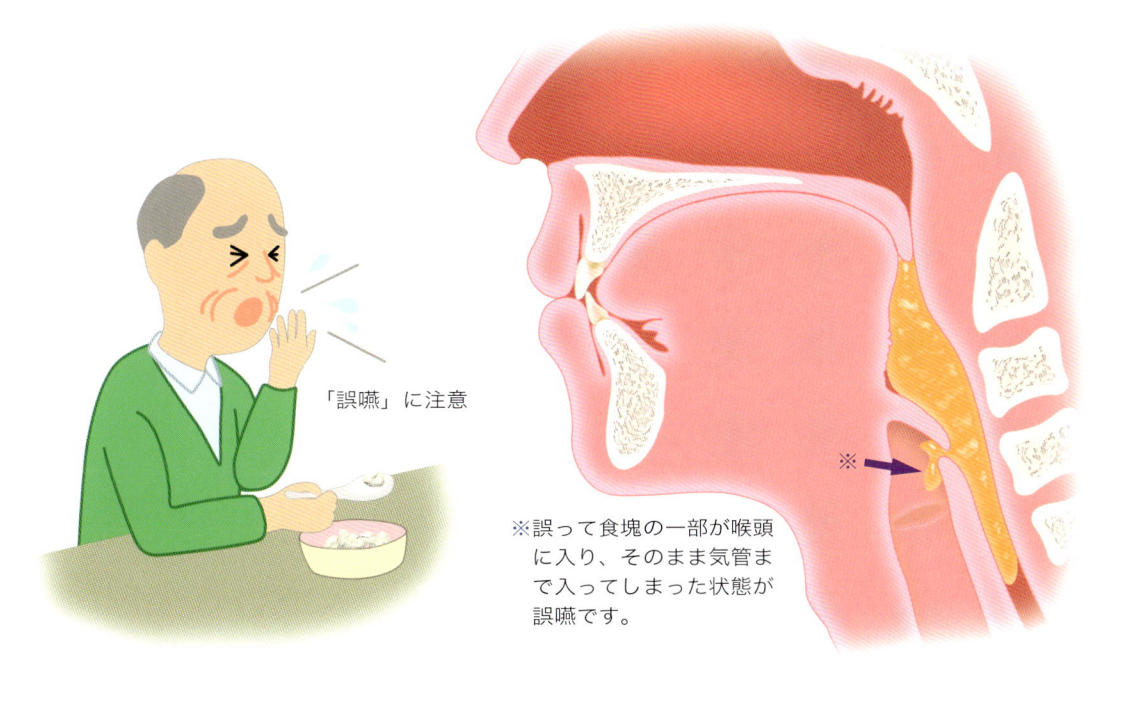

「誤嚥」に注意

※誤って食塊の一部が喉頭に入り、そのまま気管まで入ってしまった状態が誤嚥です。

図2 呼吸時と嚥下時の咽頭を上方からみた図（図の下が前方）

嚥下の際、声門裂が閉じ、そして次に咽頭にそびえ立つ、"靴べら"のような形の喉頭蓋（※）が後方へ倒れ（Chapter2 Part3参照）、喉頭を閉鎖し誤嚥を防ぎます。

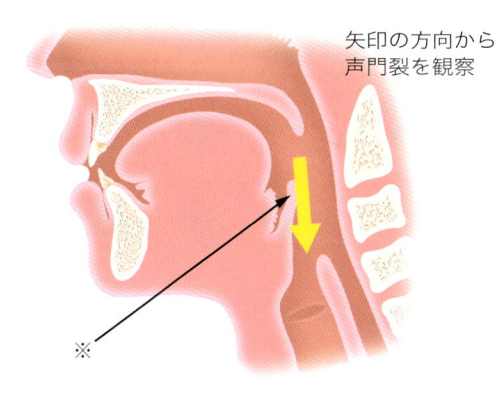

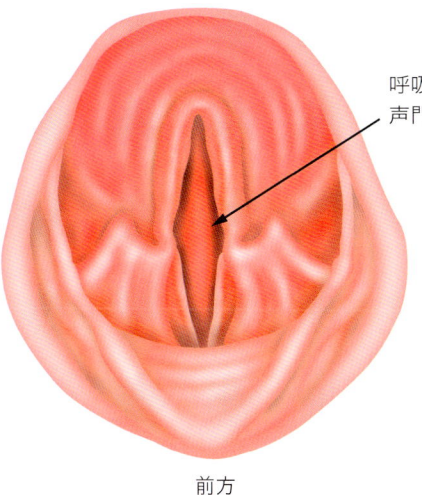

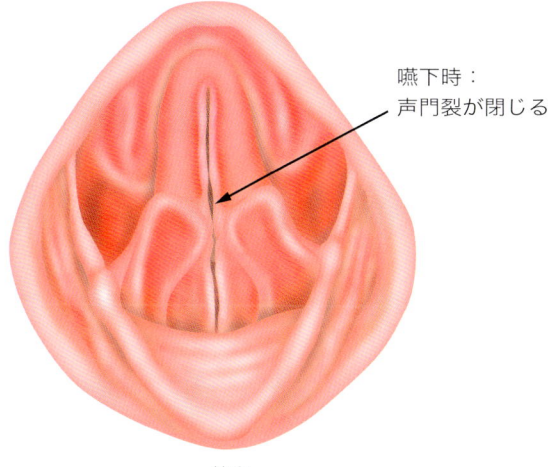

矢印の方向から声門裂を観察

呼吸の吸気時：声門裂が開く

嚥下時：声門裂が閉じる

前方

前方

Part 9

むせる：危険回避に重要な動作

大切な「むせる」という動作

「むせる」ということは体を肺炎から守る大切な機能です。喉頭の入り口、声帯ヒダ周辺に食塊の一部、水分の一部が触れると脳へ「息苦しい」という信号を送ります。脳はその信号を危険な信号であると認識し、咳をするための筋群に指令を出し、一気に咳き込みます。この一連の流れが一般的に「むせる」という言葉で説明されていますが、正確には前半が「むせる」という現象です。したがって「むせて咳き込む」が正しい表現なのかもしれません。口腔から運ばれてくるものには、口腔外や口腔内の雑菌が多く含まれている可能性があり、これが肺炎の大きなリスクとなるのです（図1）。

むせないためには食塊は喉頭の入り口を避け、無事にすべてが食道に入らなければなりません。気道と食道の分かれ道を上からみると喉頭蓋が上方に立っています。この喉頭蓋と舌根の間には喉頭蓋谷という食塊の一部が溜まる場所があります。この喉頭蓋谷まで食塊が流れると大きな壁である喉頭蓋に突き当たります。そして左右に食塊は分かれ、喉頭の入り口を避けながら側道を下っていきます。そしてまたそこに食塊の溜まる梨状陥凹という粘膜の凹んだ場所があります。われわれは咀嚼をしながら一部の咀嚼が終了した食塊の一

図1 むせて食塊を吹き飛ばしている

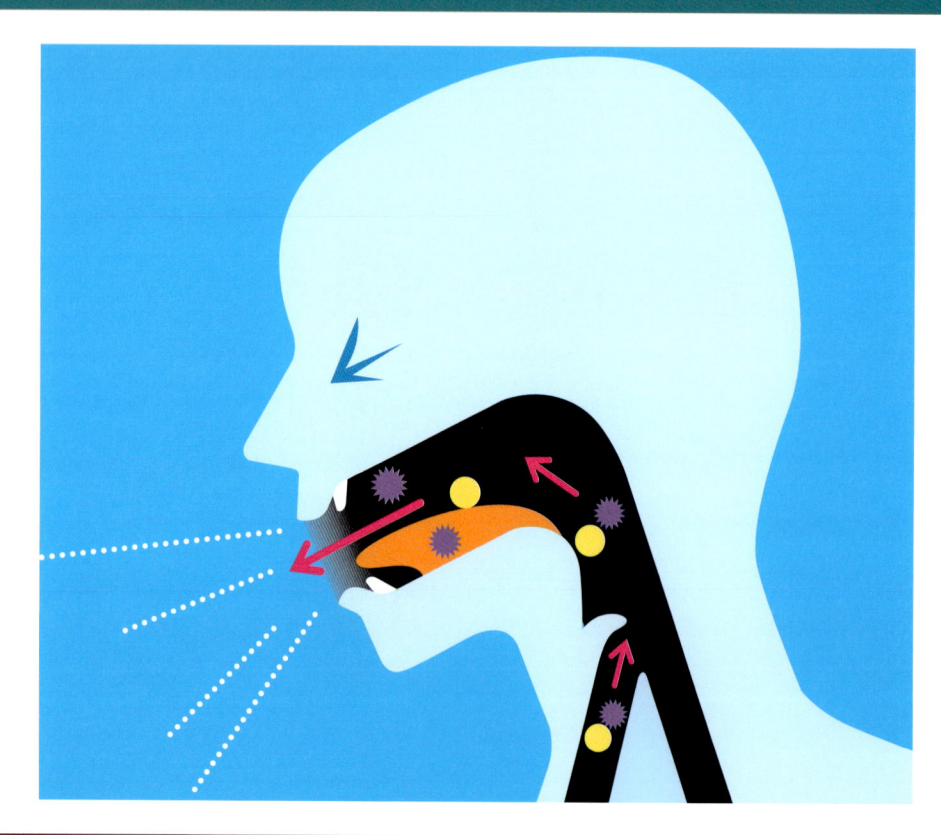

部をここに流しています（**図2**）。そして梨状陥凹が溢れそうになると嚥下反射によって溜まった食塊を食道へ流し込みます。これは自由嚥下といって普段何気なく意識しないで食事をしているときの嚥下のプロセスです。Chapter2の前半で解説した嚥下のステージのようにクリアに咀嚼と嚥下を分けることができないのが実際のところなのです。意識して咀嚼と嚥下をするとステージ分類のとおりになり、これを随意嚥下という場合があります。ただし、摂食行動を理解するためにはやはり嚥下のステージで基本をまず理解することが重要です。

むせないことの恐怖

　高齢者で筋力の衰え、脳梗塞の後遺症、認知症などにより「むせない」「咳き込めない」ことの重大性が指摘されています。このような方は嚥下機能そのものも衰えています。

　また上下の食道括約筋も緩んでいる可能性も考えられます。通常の肺炎と異なり、発熱や咳をあまり伴わないことから発見が遅れがちです。このような状態が疑われた場合、食事の時だけ注意するのではなく、食事以外の時間に、口腔内細菌を含んだ唾液、胃液などが肺に入ることも考えられますので、きちんとした診療を受ける必要があります。

図2　正面からみた嚥下時の食塊の流れ

エックス線テレビで正面から嚥下時の様子を観察すると、造影剤を入れた食塊が2つに分かれて流れていくのがわかります。これは喉頭蓋の両側を食塊が通るためです。嚥下反射前少しの間食塊が溜まる場所があり、梨状陥凹といいます。

- **a** 食塊
- **b** 喉頭蓋
- **c** 梨状陥凹

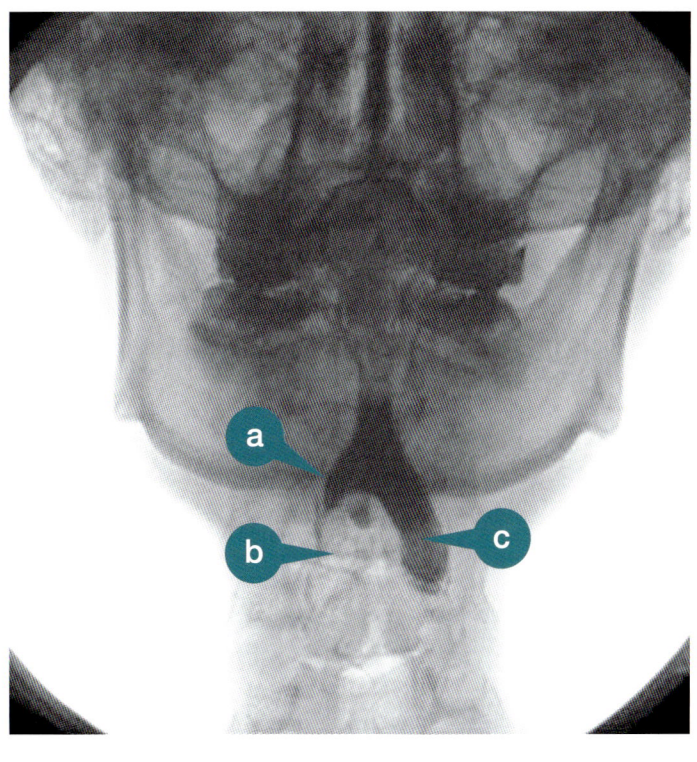

> まとめ

ヒトだけが危ない咽喉（のど）の構造

ヒトは誤嚥しやすい

　Part9までの解説で、ヒトが食物や飲料を摂取するために多くの部位でさまざまな現象が起こっていることがおわかりいただけたと思います。「よくできているな」と多くの読者は感心されたかもしれません。しかし、筆者は「なぜこんなことになってしまったのだろう？」と逆のことを考えています。

　それはなぜか？　**図1**のチンパンジーとヒトの喉頭の位置の違いをご覧ください。われわれ人類以外のほとんどの動物は、口腔のすぐ後方に喉頭が位置しています。進化を考えた場合、人類に近いチンパンジーでも同様です（**図1**）。よって、動物は食べたものがすぐに喉頭蓋の壁に突き当たり、左右の細い道を下り食道へ流れ込むのです。ヒトの場合は、口腔の突き当たりに喉頭はありません。食塊は「エイヤッ」と食道の入り口まで落ちないといけない構造なのです。これでは誤嚥をしないほうが奇跡に思えてきます。なぜこのような構造になったのかというと、ヒトは言葉というコミュニケーション能力が他の動物と比べとても進化したからです。これは咽頭の容積が増え、すなわち上下に伸び、口腔の容積も増え、舌、軟口蓋などを巧妙に動かしながら言葉を作ることが可能になったからです。

　すなわち、食事の際に誤嚥をしない構造という点での咽頭・喉頭の理想形はチンパンジーで、発音のための咽頭・喉頭の理想形はヒトだと言えます。ヒトは進化の過程で発音を獲得し、嚥下という点ではリスクの高まった形態を補うためにChapter2で解説した様々なすばらしい機能を習得し、「食事もうまく行う」ということを目論んだのです。

　これらのことを考えると、やはり筆者は、ヒトの口腔から咽頭・喉頭の形態は、嚥下に対してリスクだけが高い欠陥品で、単純に周囲の筋、粘膜の巧妙な動きに助けられているだけなのだ、と考えてしまうのです。この若い時のすばらしい機能をずっと維持することの重要性がここにみえてきます。そして、これらの口腔・咽頭の機能の維持こそが「ウェルエイジング」の礎となるのです。

リスク回避のために

　喉頭が筋肉によって吊り下げられていることは、Part7で解説しました。筋肉の機能は、適度にトレーニングをしていないで高齢になると衰えてしまいます。これは、筋肉を構成するタンパク質の減少、タンパク質の性質変化などによるものです。　**図2**は、若年者と高齢者の喉頭の位置の違いのイメージ図です。筋肉の機能の衰えで喉頭の位置が下がると声は低音に変化します。このような変化は、**図1**でみられた人類の嚥下のリスクをさらに高めることになってしまいます。

　いくつになっても摂食・嚥下の舞台を動かす組織が元気でいられるように、「食べる」「噛む」「飲み込む」ことの正しい知識を理解し、何を心がければいいのかについて勉強することの意義を理解していただきたいと思います。

図1 チンパンジーとヒトの喉頭の位置の違い

ヒトでは、頸部が直立し、口が奥に引っ込んだため、喉頭の納まるスペースが少なくなり、喉頭が頸部まで降りてきました。そのため、ヒトは息をしながら水を飲むとむせてしまいます。ただし、赤ちゃんの時は、喉頭の位置がチンパンジーのように高いため、息を吸いながら母乳を飲むことができます。

チンパンジー：鼻腔、舌、喉頭、咽頭、声帯

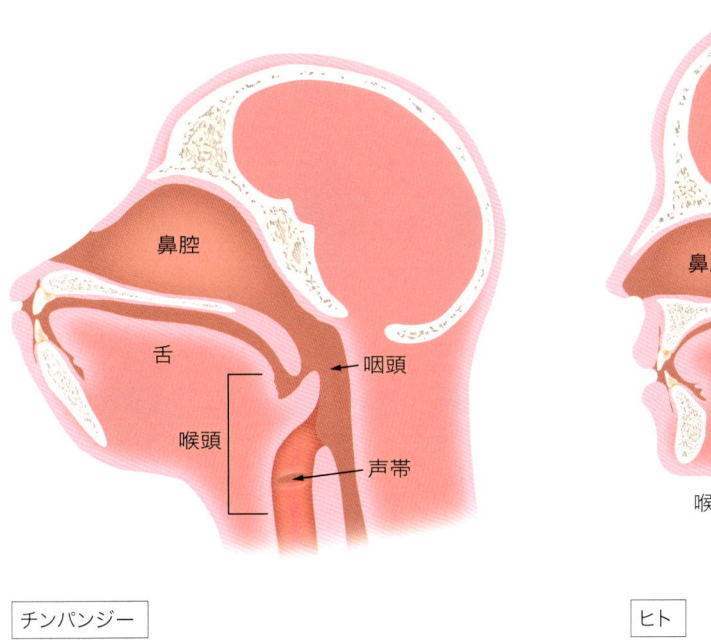

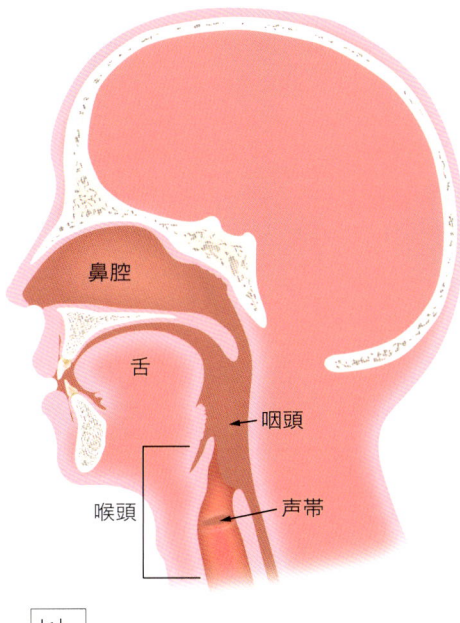

ヒト：鼻腔、舌、咽頭、喉頭、声帯

図2 若年者と高齢者の喉頭の位置の違い

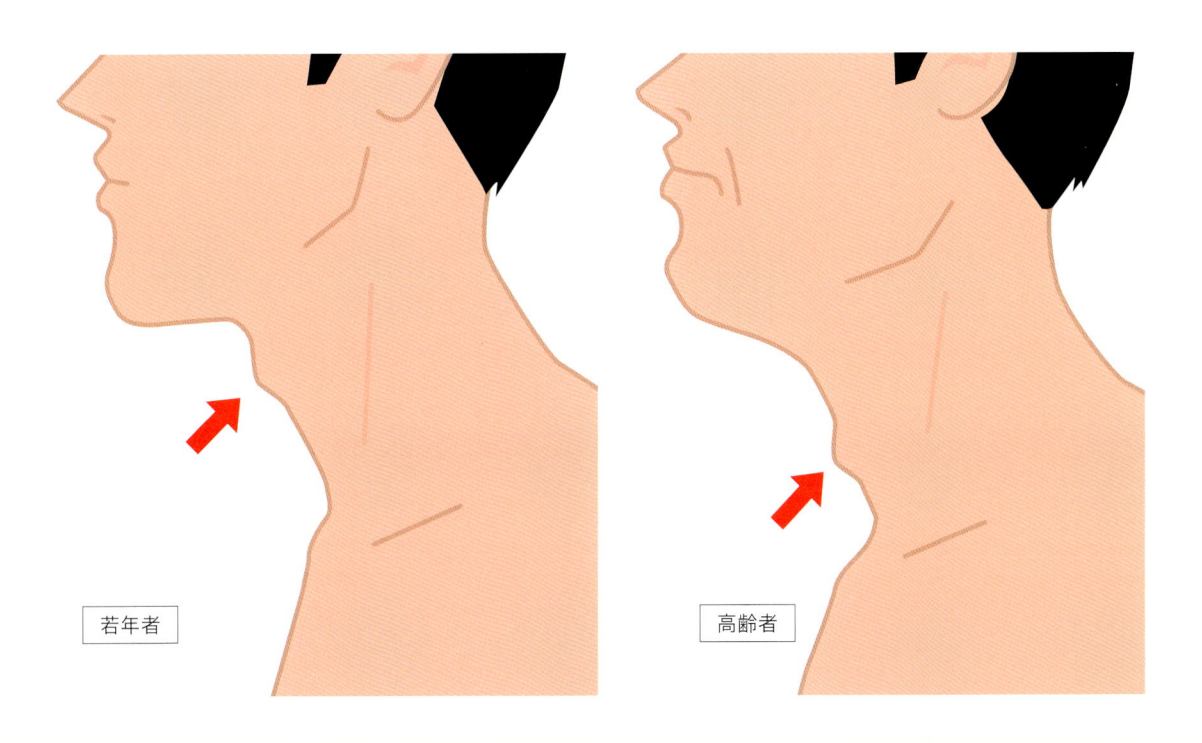

若年者 / 高齢者

Chapter 3

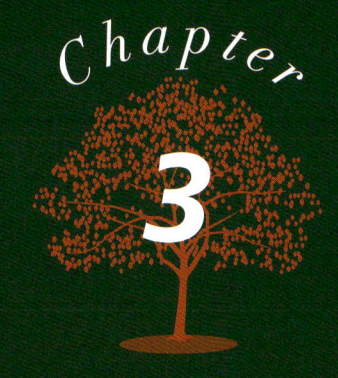

機能と関係する口腔の形態の成り立ち

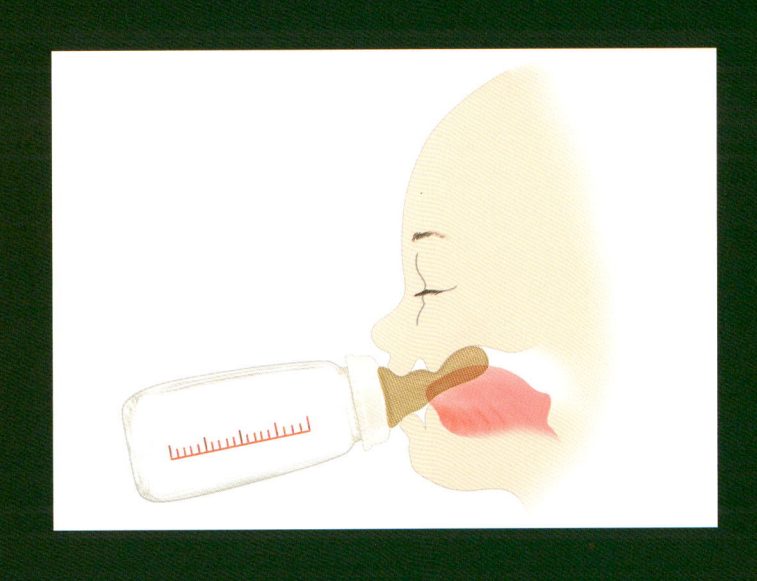

Part 1

口腔の進化

わかりやすい口は高等動物の特徴

「口腔」は食物や飲料を摂取する場所、空間です。魚、爬虫類、哺乳類など、何でもいいですから動物を思い浮かべてみてください。それらの動物には「口」がありますよね？ 体の形はかなり違うのに「口」はあるのです。そして「口」は前方にあります。ただし、アワビやサザエを思い浮かべた読者は「口はどこだ？ そもそも顔があるのかな？」と思われたでしょう。「一般的にわかりやすい口をもつ」ということは、顔をもつ一定以上の高等な動物がもつ特徴なのです。

口腔の進化は、脊椎動物の進化を考えるとわかりやすく理解できます。脊椎動物の祖先は海中で生まれたという説があります。それは5億年以上前の話です。ただ同じ場所にじっとして、海水を体に取り入れ栄養分を摂取していた時代です。それらの動物の中に「もっと栄養分をとりたい！」という動物が現れ、移動できる体を獲得していきます。体の中に脊椎の元祖というべき構造物ができ、移動可能となりました。移動方向には大きなかごができ、移動しながら新しい海水をかごにどんどん取り入れ、プランクトンなどの餌をこしとる機能を獲得しました（**図1**）。それだけではありません。それまで体表で行われていた呼吸もこのかごで行われるようになりまし

図1 脊椎動物の元祖

（Romer AS, Parsons TS（著），平光厲司（訳）．脊椎動物のからだ．その比較解剖学．東京：法政大学出版局，1983．より引用．）

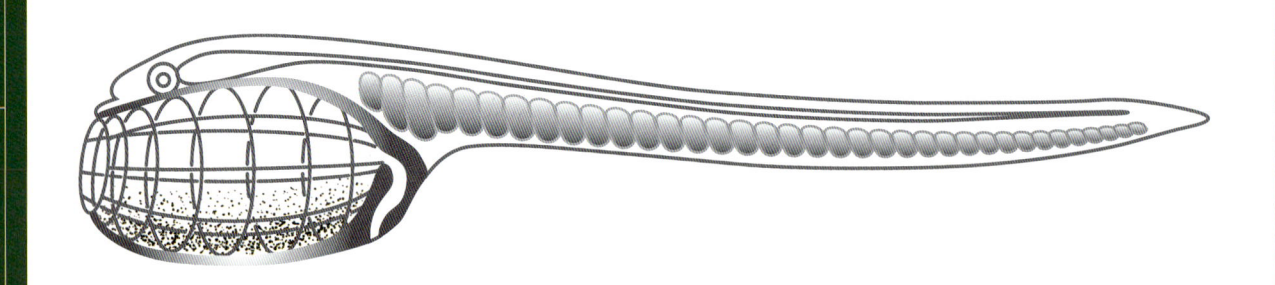

た。すなわち、海水が通り抜ける間に海水中の酸素を吸収し、二酸化炭素を排出できるようになったのです。この海水の入り口が「わかりやすい口」の始まりです。

口腔は呼吸をする場ではなくなった!

われわれ人類の口は、「栄養分の摂取」と「呼吸器官」としての2つの役割を担いながらその形を変化させ、5億年以上の年月をかけて今現在の形態を獲得したのです。

Chapter1 Part6で解説したように人類の口腔には天井があり、これを口蓋と呼んでいます。図1のように口腔という空間が海水から栄養分と酸素をこしとっていた頃にはなかったものです。口蓋の上部は鼻腔で呼吸器の一部です。口腔はこの口蓋の出現によって摂食行動に特化することができるようになりました。しかしながら口腔で呼吸をすることも可能ですよね？ 口腔を使って呼吸をすることを「口呼吸」といいます。水泳のクロールで息継ぎしている時のことを思い出して下さい。この時は、空気と一緒に少し水が入っても口腔で対応するために口呼吸でいいのですが、普段から口呼吸の習慣があるのは問題です。口呼吸の弊害のひとつとして、普段から開口状態になり、子どもでは歯並びにも影響する場合があります。

悪い姿勢は、口呼吸を誘導します。たとえばパソコンで作業をする姿勢です。この作業は、首が後ろや前に落ちたような姿勢になりやすく、後頭部の筋肉は過緊張からこわばり（肩こりの原因）、下顎の下方の筋群は緩みます。そして結果的に猫背になります。猫背が定着してしまうと、下顎の位置は前方に少しずつスライドしてしまいます（図2）。

その結果、「受け口（下顎前突）」になってしまう場合があります。「受け口」になると常に開口してしまう場合があり、口呼吸が習慣となってしまうこともあります。われわれ人類の口腔は、いくつかの特別な場面を除いて呼吸をする場ではなくなったことを理解してください。口腔の役割を摂食行動に特化させるために、普段から良い姿勢でいることが大切なのです。

図2 姿勢と下顎の位置

猫背になるなど、悪い姿勢に変化することによって下顎位は前方に偏位します。

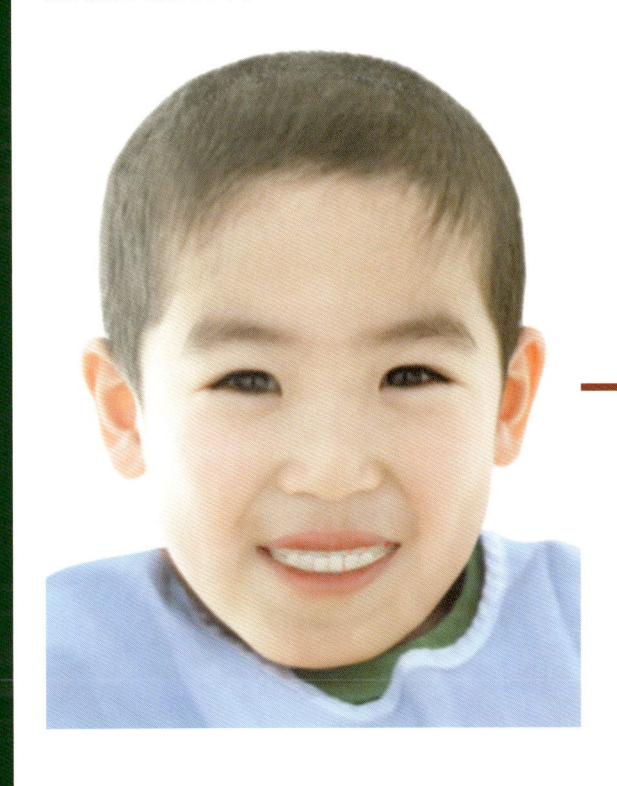

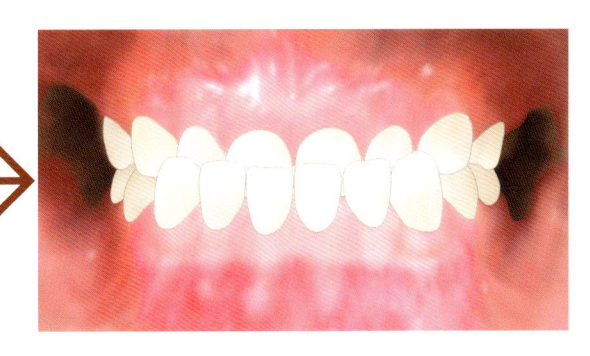

Part 2
食べるものが顎の形を決めてきた

顎関節の進化

　歯の形が食性によって違うことはChapter1 Part7で解説しました。実は口腔の土台となる上下顎の骨の形も食性によって異なります。逆に言えば何を食べる動物であるかは、顎の骨を観察すれば予想ができるのです。

　肉食動物であるトラの顎関節をみてみましょう。下顎骨の一部である下顎頭は、その上部の側頭骨の下顎窩というくぼみにしっかりと収まり、前方には関節結節が大きく突き出し絶対に顎が外れない、しっかりとした構造になっています。これは、噛みついた草食動物がいくら暴れても外れないという利点があります。さらに顎関節の位置は、上下の歯が噛み合わさる平面である咬合平面とほぼ同じ高さにあり、この位置関係によって強力な噛む力が発揮されます。そして尖った歯の咬頭で相手に致命傷を与え、肉を切り裂きます（Chapter1 Part7参照）。少し専門的な言葉で言うと、口腔全体が咬断能力に優れた構造をしているのです。

　それに対し、草食動物の顎関節は対照的です。下顎窩は平坦でいつも顎が外れたような形態をしています（図1）。そして顎関節の高さは咬合平面に対しとても高い位置にあり、下顎が振り子のように左右にブラブラできる形態になっています。これらの構造によって草食動物は長時間草を食むことができるのです。肉食動物の形態が咬断能力に優れているのに対し、草食動物の形態は臼磨能力に優れているといえます。動物園に行ったら、肉食動物と草食動物の顎の形、顎関節の位置を観察してみてください。

　ヒトは雑食性です。顎の形はどのような食品にも対応できるように肉食動物と草食動物の中間形です。すなわち、咬断および臼磨運動がバランスよく行えるように作られています。

顎の形の進化

　サルからヒトに進化し、食事の様相が大きく変わりました。それは食品を煮炊きするようになり、格段に軟らかくなったのです。これが顎の形に大きな影響を与えました。咀嚼するための空間である口腔は大きくある必要がなくなったのです。サルまでの動物にみられた、前方に突き出した上下の顎骨が引っ込み、ヒトの顔は平坦になりました。相手を威嚇することもなくなったので、口角を極端に吊り上げ、歯をむき出しにさせる表情筋は退化しました。表情筋は口元を引き締め、咀嚼から嚥下のための筋に特化していったのです。

　さらにこの上下の顎骨が小さくなったことにより、呼吸器官としての鼻には容量が必要になりました。鼻腔という空間の容量の増加です。鼻腔は発音にも役立つためコミュニケーションの手段に言葉を獲得したヒトは、鼻腔が大きくなる必要があったのです。動物園でいろいろな種類のサルとヒトの鼻を比べてみてください。ヒトの鼻が高いことに気がつくと思います。

図1 トラ（肉食）とヤギ（草食）の顎関節の比較

トラの顎関節は深く簡単には外れない構造になっているのに対し、ヤギの顎関節はラフで草を食むのに適しています。このように顎の形は食性の変化とともに合目的に進化してきました。

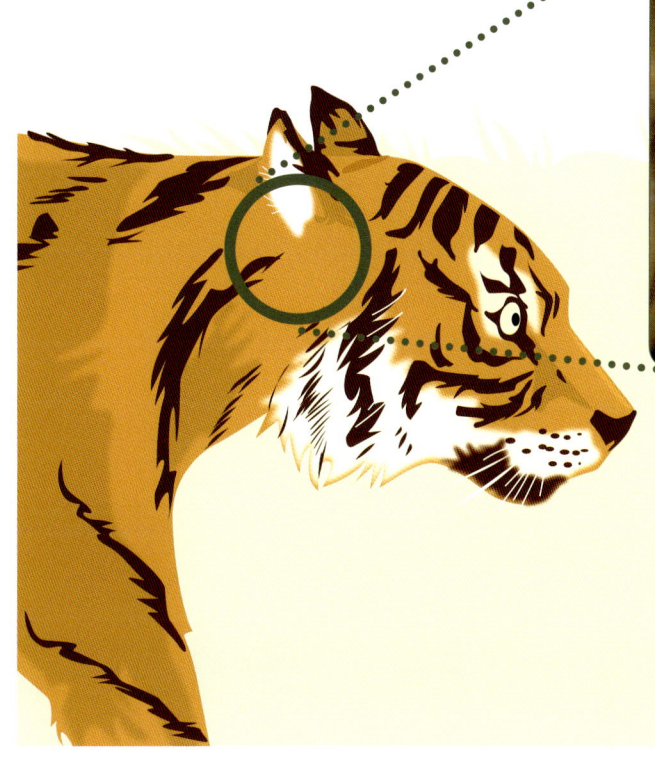

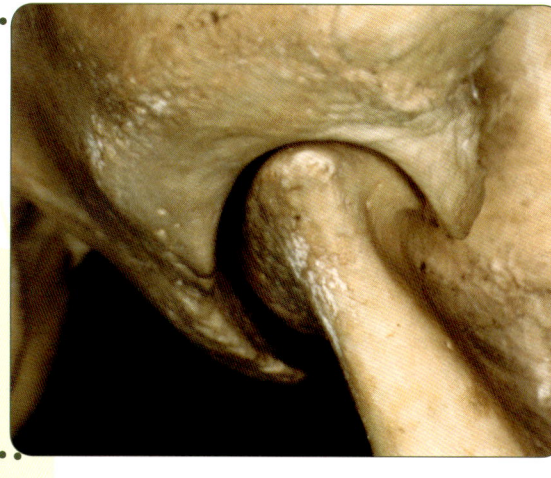

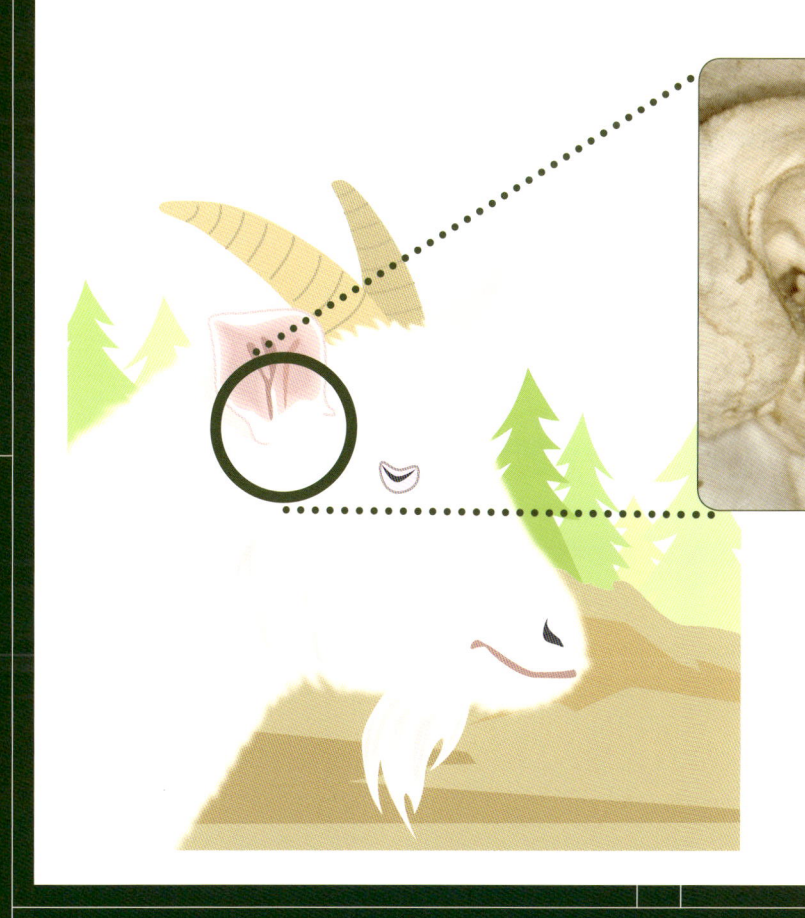

Part 3
胎児期に獲得する口腔、咽頭の協調運動

　胎児期にみられる自発運動は、妊娠後期に「今、赤ちゃんがおなかを蹴った！」などと母親にも感知できる場合があることで知られています。体を動かす筋組織は主にアクチンとミオシンと呼ばれるタンパクが主役となり、お互いの間に滑り込むことによって収縮しています。そして多くの脇役タンパク質が周囲を形作っています。この基本的な細胞内の構造は妊娠初期に作り上げられます。大まかな（構造的にはほぼ完璧な）体の構造は妊娠して3か月頃にはでき上がるのです。では妊娠4か月頃に生まれてもいいのかもしれませんが、ヒトの体はそう単純ではありません。筋肉を動かすのは基本的には脳（中枢神経）であり、そこからの「動け！」という指令は運動神経線維というケーブル（末梢神経）によって伝えられます。また体の表面、内部のほとんどの場所から、当然筋組織内部からもさまざまな情報が感覚神経線維というケーブル（末梢神経）に乗って、運動神経線維とは逆向きの方向で脳に伝えられます。この逆向き方向の神経線維には、目で見た映像を脳に伝える神経線維（視神経）、鼻腔の天井から匂いを伝える神経線維（嗅神経）、味を伝える味覚神経線維など特殊なものも存在します。胎生期には体の構造とこれら多くの複雑な心理機能とも言うべき神経系のネットワークとの合体が必須なのです。

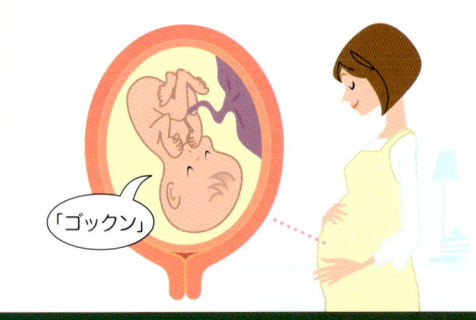

　超音波診断が発達し胎児の動きが詳細にわかるようになりました。ある研究では、触覚が妊娠8週頃に存在することが確認されています。また運動では、脚や腕の急な収縮、呼吸を模したような関連筋の動きは妊娠10週頃に始まります。さらに、聴覚は妊娠23週頃には音を聞き分けるほどの学習能力をもつことも知られています。「動きはいいとして、聴覚など胎児に聞くわけにはいかないのにどうしてこんなことがわかるのですか？」と学生に質問されたことがあります。これは研究者が胎児にあらゆる音を聞かせ、ある種類の音に胎児が反応し体の向きを変えることや、同じ音を学習して反応しなくなる「慣れ」現象を詳細に調べ証明されています。妊娠後期に母親が大きくなったおなかに話しかける言葉は、胎児が認識しているのです。

胎児期の咀嚼・嚥下トレーニング

　では、咀嚼・嚥下にかかわる領域ではどうでしょう？単純な下顎運動は妊娠11週頃に確認されています。指しゃぶりや嚥下動作は胎生12週には始まっています。胎児は口腔に羊水を取り込み、まだ頼りない表情筋や舌でしっかり口腔内に羊水を溜め、「ごっくん」と嚥下する一連の動作をかなりの時間をかけて練習していることになります（図1）。はじめはうまくいかなくて口元から羊水がこぼれていたかもしれません。徐々に練習していく過程で、頬や舌で羊水を口腔に溜める動作は咀嚼機能を発達させ、嚥下動作と協調することの重要性をしっかりと脳に叩き込んでいるのです。そして出生までの間に、味覚、嗅覚、唾液の分泌機能などが加わっていきます。生まれたばかりの新生児は自分の母親の匂いを好み、羊水を好むことが知られています。これは何より胎児に味覚、嗅覚があり、それを記憶する能力までが備わっていたことを証明するものです。咀嚼から嚥下の複雑な動作は、本能的に備わっていた機能だけではなく、実はお母さんのお腹の中で、長いトレーニングによって獲得したものだったのです。

図1　生まれる前のトレーニング

胎児は羊水を嚥下したり、お母さんの周囲の音を聞いたり、生まれてから自分で生きていくためのトレーニングを行っています。

Part 4
乳児嚥下と成人の咀嚼・嚥下は本質が同じ

　われわれの体には五感といって、視覚、聴覚、味覚、嗅覚、触覚があり、さまざまな情報を脳へ伝えています。これらのシステムは胎生期に構築され、出生時にはすでに機能しています。さらに、赤ちゃん（新生児）は原始反射と呼ばれるいくつかの反射機能を備えて生まれてきます。そのひとつに（口唇）探索反射があります。口唇周囲に何かが触れると反射的に顔を向けて口を開く動作です。そして次に口唇反射が加わります。これは口唇に何かが触れると口唇を丸める動作をすることをいいます。また、次に始まる原始反射は吸啜反射です。これは口唇に触れたものは何でも自動的に吸おうという動作を始める反射です。これらの原始反射によって新生児は、母親や哺乳びんの乳首を捜し、くわえ、そして吸う動作へとつなげているのです。この哺乳にかかわる口腔、咽頭の連続した機能は、口唇、頬、舌、咽頭が一体となり、波を打つように動いているもので、指令を出す脳との共同作業といえます。Part3で解説したように、この機能は胎児期のトレーニングの賜物で、出生という環境の変化によって、まさにそれを実践に移す時がきたのです。

授乳期の乳児嚥下はなぜ、大事？

　口腔のこの時期の形態学的な特徴は、乳首の安定が増すように口蓋の前からみて両側に高まり（傍歯槽堤）があります。また、頬は内部にある頬脂肪体によって大きく膨らんでいます（脂肪床）。赤ちゃんのホッペがふっくらしてかわいいのは、実は授乳のために必要な形態なのです。大人になると歯が萌出し、その周りには歯槽骨という骨ができます。この歯と歯槽骨を中心とした顎骨の両側で、頬と舌が協調して咀嚼運動をすることはChpater1 Part4で解説しました。しかし新生児には歯も歯槽骨もありません。この空間を脂肪床と傍歯槽堤が埋めることによって乳首は安定し、口腔内が陰圧になり、授乳がスムーズにできるのです。口腔内に意味のない空間があるとスムーズな嚥下はできません。「ごっくん」という嚥下反射の瞬間、口腔内は陰圧になりますので、その空間にミルクや大人であれば食塊の一部が流れてしまうからです。脂肪床と傍歯槽堤によってむだなスペースのなくなった口腔は、主に上下の小さな動きによって、口腔内を陰圧にしながらスムーズに授乳、嚥下を行っているのです。ただし、舌が母乳を送っているだけではありません。軟口蓋と舌が下方に移動する際に口腔内の陰圧が増加し始め、それにともない乳管の拡張が始まります。そして拡張された乳管から母乳が流れるのです（図1）。この陰圧が主体となる授乳時にみられる嚥下を、乳児嚥下と呼びます。このように解説すると、乳児嚥下と成人の咀嚼運動はまったく別の様相を呈しているようですが、そうではありません。実は基本的な原理はまったく同じなのです。探索反射、吸啜反射などの原始反射の多くは、4か月くらいを過ぎるとだんだんなくなっていきます。新生児の時にきちんとした授乳、乳児嚥下をしっかり行うことは、次に始まる咀嚼から嚥下へ向けたトレーニングであり、そこに指令を出す脳のトレーニングでもあるのです。

図1　授乳時の乳首、口蓋、舌の位置関係

口腔内の陰圧によって乳管から母乳が流れ出します。

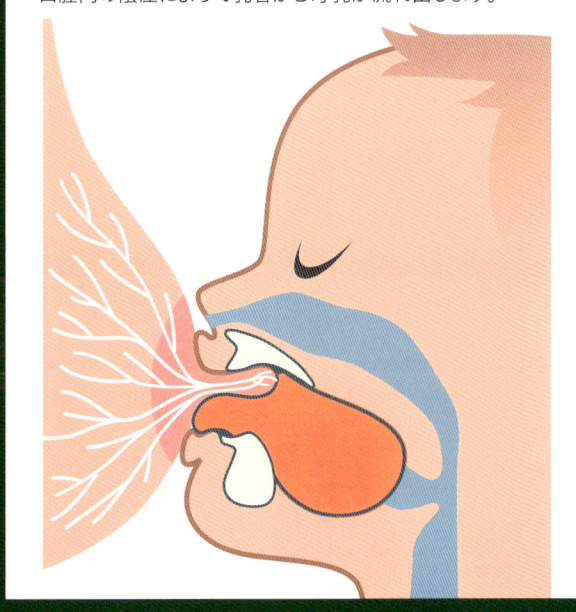

Part 5
新生児期に噛み込む力を鍛えている

　新生児の原始反射のひとつに咬反射があります。これは口腔内の歯肉部分を指で触るなどして刺激すると、下顎を噛み込む動作をすることです。また、授乳時にも新生児は噛み込んでいます。乳児嚥下に噛み込むことは必要なさそうですが、乳首を口蓋と舌の間でしっかり固定するためには、まず下顎が固定されなければなりません。この「噛み込む」力を新生児期にきちんと獲得することはとても重要なことです。

　母乳と哺乳びんによる授乳で、成分的なことは別にして機能的な面からの母乳の効用について説明します。哺乳びんによる授乳は新生児にとってとても楽なことです。くわえやすい構造になっているだけでなく、体勢の変化にも対応し楽に授乳できるように作られているからです。結果的に母乳に比べ噛み込む力をあまり必要としないことが多いのです。不安定なお母さんからの授乳が、新生児の口腔機能を高めている場合も多いことを理解してください。

「噛み込む」ために必要な筋

　体の中の筋には、骨格筋、内臓の壁を構成する平滑筋、そして心臓の壁を構成する心筋があります。乳児が噛み込むために必要な筋は、下顎骨に付着する骨格筋です。下顎骨のいちばん後方で下端付近に広く付着するのが「咬筋」、耳の前上方に広く付着するのが「側頭筋」という名前の筋です（図1）。この両者は、手で触れることができます。下顎骨の後方下端付近と耳の前上方付近を手のひらで広く押さえ、強く噛み込んでみてください。筋の収縮をはっきりと感じることができると思います。これらは咀嚼筋という種類に属し、噛み込むことに役立っています。新生児期にこの両筋に代表される噛み込むための筋がたくましく作られることは、後の離乳後の咀嚼・嚥下機能を十分発揮させるためにも大切なことです。

　筋線維を構成する筋原線維は、細いフィラメント（筋細糸）であるアクチンとやや太いフィラメントであるミオシンを中心に多くのタンパク質からできています。筋の収縮はこのアクチンとミオシンという2つのフィラメントがスライドすることにより生じます（図2）。

　骨格筋は、自分の意思で収縮することができる随意筋です。大脳からの指令、すなわち自分の意思が神経を通じて筋線維に伝わるところから筋の収縮が始まります。次にこの指令に筋線維の膜が反応し、活動電位と呼ばれる電気が生じます。するとその合図で筋線維内にカルシウムイオンが放出されます。そして最後にカルシウムイオンに反応したアクチンとミオシンがスライドするというのが筋の収縮のメカニズムです（図2）。授乳時に咬筋や側頭筋などの噛み込むための筋に強い負荷がかかると、ミオシンのようなタンパク質が多く作られ、筋は強い力を発揮できるようになるのです。

図1 噛み込むために重要なはたらきをする咬筋と側頭筋

授乳の際には、これらの筋が鍛えられます。

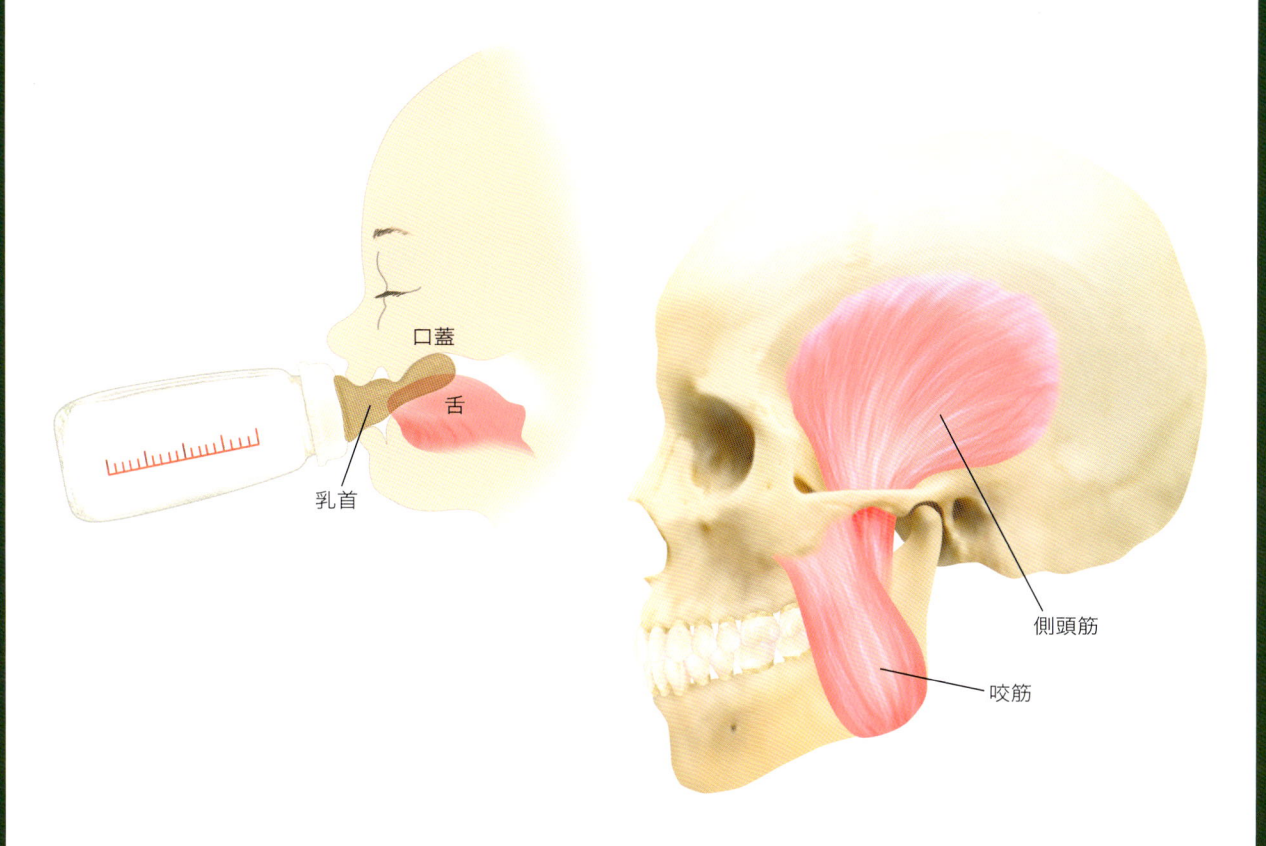

口蓋
舌
乳首
側頭筋
咬筋

図2 筋収縮のメカニズム

ミオシンにアクチンが滑り込むことによって筋は収縮します。鍛えられると特にミオシン内部でさらにタンパク構成が強い状態に変化し、タンパク量も増量します。この2つのタンパクが主体となりますが、他の多くのタンパクも収縮に関与しています。

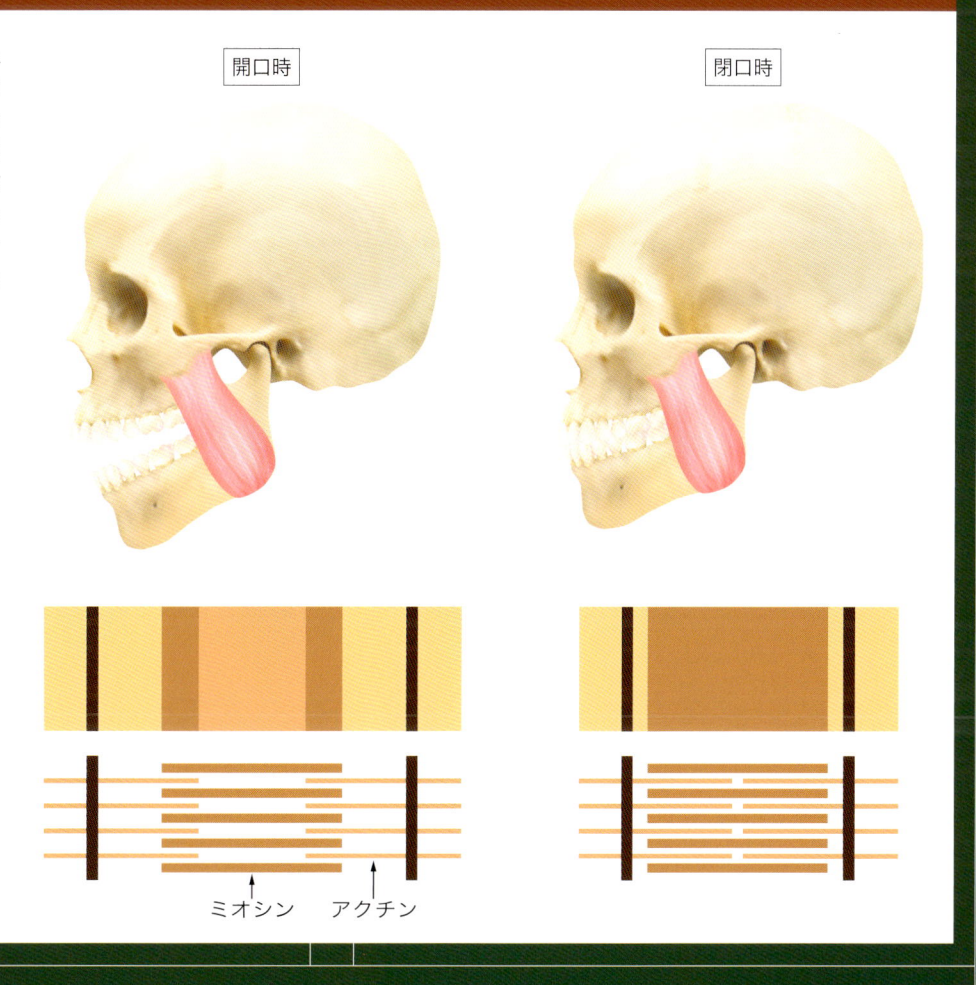

開口時　　閉口時

ミオシン　アクチン

Part 6

6歳までに身につけさせたい3つの習慣

乳歯はだいたい生後6か月くらいで萌出が始まります。そして2歳半くらいで萌出は完了し、乳歯列として上下の歯がしっかり咬み合います。そして6歳頃、最初の永久歯が萌出するまで永久歯だけの歯列として活躍します。この時代の習慣は口腔だけではなく、全身に多くの影響を与えます。

「悪い癖：つめ噛み、指しゃぶり」が歯並びに影響する

上下で合計20本の乳歯は「正しい姿勢、正しく噛む、正しく飲む」ということが守られると、悪い癖がなければ理想的に並びます。悪い癖は歯並びに大きな影響を与えます。たとえば指しゃぶりの癖は、つねに上下の歯の間に指が入っているため、そこにスペースができた歯並び、すなわち上下の歯が咬み合わない状態の歯並びになってしまいます（図1）。このような状態を「歯列不正」と呼びます。また上唇で下の前歯を噛む癖、つめを噛む癖なども歯列不正につながります。

また、この時期の「頬杖」も大きな問題を惹き起こします。頬杖は日常的な習慣で、歯並びを外力で内側に押し込み、「狭い歯並び」になってしまうばかりでなく、顎の発育まで妨げます。すなわち手からの外力が、下顎を奥に押し込むように加わるからです。

「正しい姿勢、正しく噛む、正しく飲む」この習慣を身につける

Chapter1 Part4で咀嚼は頬と舌の協調運動であることを解説しました。またChapter2 Part5では、咽頭の筋と頬筋はつながっていて、咀嚼と嚥下は一連の動きとして行われることを解説しました。口腔、咽頭というひとつの空間をつつむ筋が前方から上・下唇内部の口輪筋、頬の内部の頬筋、そして咽頭収縮筋です。これらの筋群を正常に機能させるためにはまず初めに「正しい姿勢」で食事をすることが必要です。猫背で食事をすると下顎が前方にずれ、前噛みになります。すなわち奥歯に食品をのせ、頬と舌で咀嚼するという基本が崩れてしまいます。

次に重要なことは「正しく噛む」ということです。いちばん「正しくない噛み方」は上下の唇が開いた状態で「クチャクチャ」噛むことです。これは悪習癖による歯列不正、なかでも上下の歯がきちんと咬み合っていない子どもに多くみられます。この噛み方も前噛みになりがちで、後方の歯列が狭くなり、姿勢まで崩れてきます。最後に「正しく飲む」ということも重要です。

「やや顎を引いて、上下の唇をしっかり閉じ、きちんと「ごっくん」とゆっくり飲む」

これが正しい飲み方です。この飲み込み方によって、口輪筋ー頬筋ー咽頭収縮筋が連動し、歯列の内部では舌がきちんと機能します。飲む時、下顎を上に少し上げ、上下の唇が半開きの状態で飲まないようにしましょう。

この時期の食事は離乳食から始まり、軟らかいものが多くなります。しかし、だからといって楽に噛んで飲んではいけないのです。正しい姿勢で、唇を閉じ奥歯で「もぐもぐ」噛んで、少し顎を引いて「ごっくん」と飲む。乳歯列が完成する3歳までにこの習慣をきちんと指導し、小学校に入学するまでには、言わなくても自分の習慣となるように見守ることが重要です。さまざまな食事の内容に関する食育が多方面から議論されていますが、筆者はこの食事指導がもっとも重要な食育の礎であると確信しています。

図1 指しゃぶりによる開咬（乳歯列）

日常的な指しゃぶりの癖は、上下の歯が咬み合わない「開咬」と呼ばれる歯列不正につながります。軽度であれば、悪習癖をなくすことにより、口唇と舌により正しい位置に自然矯正される可能性があります。

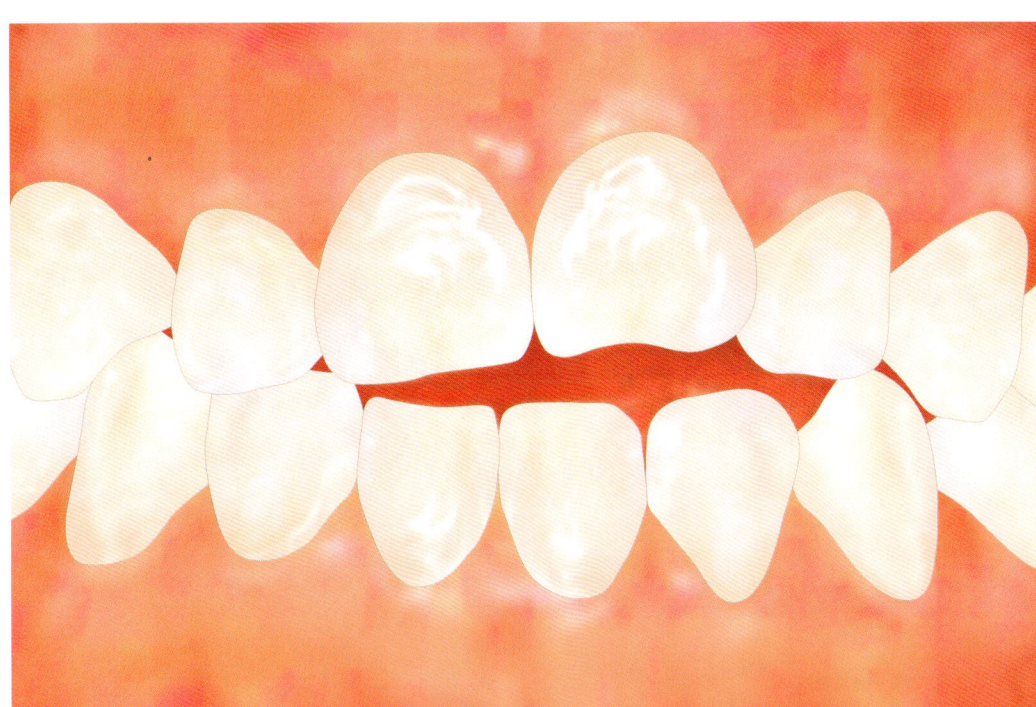

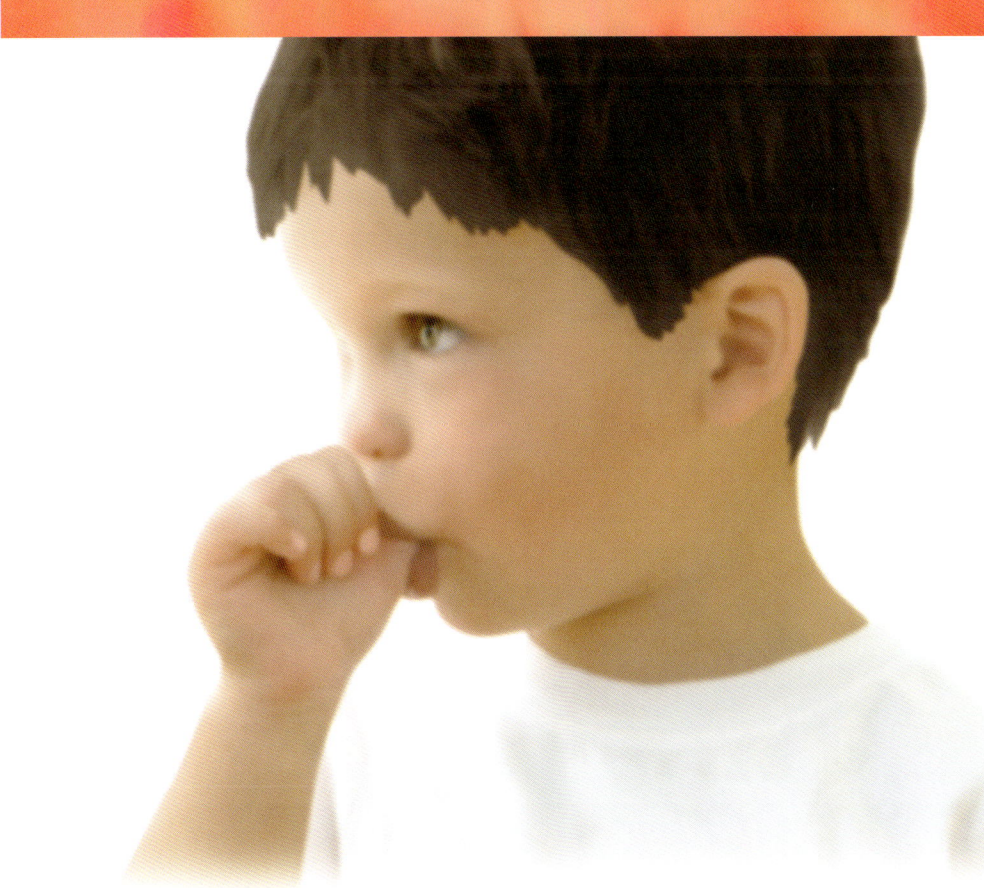

Part 7
小学生の時に身につけたい食習慣

　6歳になると6歳臼歯と呼ばれる初めての大人の歯：永久歯が萌出します。乳歯が抜けて、永久歯が萌出する、ということを約6年間繰り返し、小学校卒業の頃に永久歯列が完成します。この約6年間は永久歯が萌出するということだけでなく、歯の萌出とともに上下の顎が大人の形に近づくためのもっとも重要な成長をするということです。大人になった時の顔の形はある程度この時期に影響を受けます。

正しい姿勢で正しく噛む、飲む
　Part6でも解説した悪習癖も、周囲が指導しないとますます悪い方向へ向かいます。とくに頬杖は小学校時代に急増します。これは各ご家庭だけでなく、小学校でも授業を聞く態度について、きちんと教師が指導する必要があります。たとえば授業中、左手で頬杖をつく習慣がある小学生がいたとします。習慣ですから本人にその意識はなく、周囲が注意しなければ一日のうちで長時間その体勢がとられることになります。左の下顎には外力が継続的にかかります。口腔内では歯と歯の間に乳歯が抜けたスペースがある年頃です。顎は不安定な状態でその外力によって形を変えてしまう可能性があります。今後萌出してくる永久歯のスペースが狭くなる可能性も考えられ、そうなると永久歯が本来の場所よりずれて崩出し、ガタガタの永久歯列になってしまうこともあります。さらに下顎の正中部分は右側に偏位し、顔が曲がってしまう可能性もあるのです。

　骨格とは、頭部は頭部、体は体、というわけにはいきません。頭部から足の先までつながって組まれています。またその骨格を動かす筋も重なり合ってつながっています。すなわち、片方だけで噛む極端な「噛み癖」や頬杖は、筋肉の左右のバランスを崩し、骨格をゆがめていきます。そのゆがみは、頭部にとどまらず、全身に広がっていきます。小学生の頃にこのような習慣がつかないように心がけなければなりません。

　また、小学生になるとお小遣いをもらい、保護者の目の届かないところで友人と一緒に食事をするようになります。そうなると、どうしてもハンバーガーなどのファストフードや清涼飲料水が多くなります。ファストフードのハンバーガー、ドーナッツ、ポテトチップスには、カロリーが高い割りにビタミン、ミネラル、食物繊維など小学生に必要な重要な栄養素はあまり含まれていません。清涼飲料水は砂糖が重量の10％程度も添加されたものも多く、これらは「ジャンクフード」と呼ばれます。ジャンクとは「屑・がらくた」という意味です。ただし小学生にとってはおいしいのです。よって、ジャンクフードは食育の観点から避けることが望ましいとされていますが、筆者は「あまり噛まないで清涼飲料水と流し込む」ことが問題だと提唱しています（**図1**）。ファストフードに代表される小学生が好む食品の多くは軟らかいため、口を半開きで友人と話をしながら、数回しか噛まないで上を向いて清涼飲料水と流し込む。これではPart6で解説した「口輪筋－頬筋－咽頭収縮筋、そして歯列の内部で舌」はその機能の1/3も機能していません。筆者はハンバーガーが悪いと言っているのではありません。どのような時も食事の際に「正しい姿勢。正しく噛む。正しく飲む」を実践することが自分にとってとても重要である、ということを小学生である間に自分で理解し、それを自主的に実践する習慣をつけてほしいと考えています。

図1　ハンバーガーをコーラで流し込む悪い習慣

正しい姿勢、唇を閉じる正しい咀嚼、唇を閉じて「ゴクン」と飲む正しい嚥下が、まったくできていません。口腔機能の成長のためには、とても悪い習慣です。

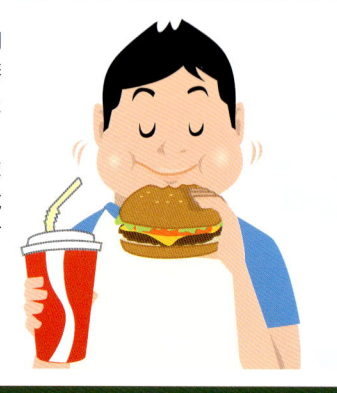

Part 8

40歳代に身につけておきたい習慣とその効用

40歳代の口腔内環境

　20歳代後半から歯周病に罹患している率が徐々に増し、40歳代では多くの方が歯周病と診断されます。それとともに、むし歯の罹患率も高まります。40歳代は働き盛りで、仕事や家庭のことが忙しく、なかなか歯科医院を受診できないのもこの年代の特徴です。

　仮にむし歯を治療しないで放置したらどうなるのでしょう？　歯は崩壊し、そこにスペースができます。両隣の歯と反対側の歯は支えを失い隣の歯は傾斜し、反対側の歯は伸びてきます。そこに追い討ちをかけるのが歯周病です。歯周病とは歯肉の病気と思われがちですが、実は歯の周囲の歯槽骨という部分の病気でもあり、徐々に歯を支える骨が少なくなっていきます。よって歯を支える力は弱まり、咬み合わせの状態は悪い方向へ加速します。一気に進むわけではないため、自覚症状に乏しいのも怖いところです。

　痛い、しみるなどの自覚症状がなくても1年に1回は歯科検診を受け、むし歯の治療は早期に行うこと、そして歯周病防止には日常の正しいブラッシングの方法について指導を受け、1年に1回は歯石を除去してもらうなど、歯科医院でのプロフェッショナルケアを受けることも重要です。

40歳代のこれから

　いつまでも若いと思っていても、もうすぐ50歳代。さらには60歳代を近い将来に迎えます。頭頸部の筋力は弱まり、口腔内では唾液分泌量の低下など、これまで考えもしなかった現実がせまっています。40歳代にもう一度「正しい姿勢。正しく噛む。正しく飲む」習慣を徹底していただきたいと考えます。正しい姿勢を保つことだけで、首の骨（頸椎）を伸ばすための筋肉に負荷がかかります。筋肉は強くなり、その位置を覚えます。頸椎が正しく伸びている（エックス線で撮影すると少し前方に湾曲している）と、下顎が正しい位置に収まります。結果的に正しい噛み方、飲み方のために必要な筋力が鍛えられ、その位置と機能を覚えます。また、その効果は単に咬み合わせにとどまりません。頸椎が正しく伸び、咬み合わせがいいと、背骨（胸椎から腰椎）も正しい位置、姿勢に導かれます。すなわち、正しい咬み合わせによって、全身の姿勢がよくなるのです（図1）。正しい姿勢、正しい骨格であることは、内臓への悪影響の防止、腰痛防止、など効用は枚挙に暇がありません。40歳代にこの習慣を身につけていれば、仮に将来、歯が抜けて入れ歯になったとしても、その骨格、すなわち下顎の位置に合わせて義歯を作ればいいため、何も問題はないのです。しかし、姿勢が悪い状態で高齢を迎えると、筋肉はその間違った位置や機能を覚えてしまっているため、姿勢、骨格を矯正し、そこに入れ歯を作ろうとしても、それが容易ではないことはおわかりいただけると思います。

　40歳代に正しい姿勢でいることを自分でつねに訓練し、「正しく噛む、正しく飲む」ことを実践し続けることは、健康長寿のためのトレーニングでもあり、そのための「近道切符」です。

図1　咬み合わせが全身に影響を与えるイメージ図

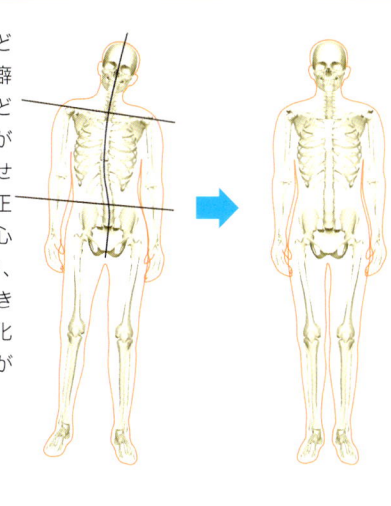

右だけで噛むなどの極端な噛み癖や、左の頬杖などによる全身のゆがみは、咬み合わせを直し、姿勢を正しくすることを心がけることにより、ゆがんだ骨格がきれいなものに変化していく可能性があります。

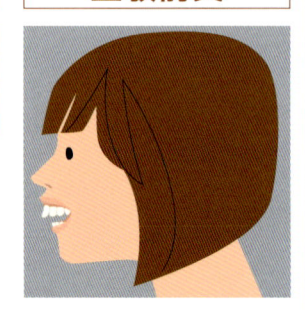

Part 9 矯正治療が必要な理由

矯正治療とは、不自然な位置にある歯を自他覚的にきれいな位置に並び替え、かつ上下唇など口元のきれいなバランスを作り出すものです。

矯正治療を希望する代表的な症例

叢生（そうせい）（図1）

歯が植立する場所、すなわち顎が小さいことが原因となる場合が多く、歯並びが凸凹になることです。時に歯が完全に歯列から外れてしまう場合もあります。八重歯がある小さい女の子はかわいらしい印象を与えます。しかしこれは犬歯が歯列から外れて前に飛び出ていることで、一般的に八重歯がある方は叢生です。歯並びが凸凹ですと歯みがきは難しく、磨いていても磨けていない場所があり、むし歯になる確率は高くなります。成人であれば歯周病になる確立が高くなります。

上顎前突（じょうがくぜんとつ）（図1）

世間一般に「出っ歯」と呼ばれる状態です。骨格的な問題として上顎が前方に突出している場合、また上顎に比べ下顎が小さい場合などが原因となる場合もありますが、指しゃぶりなどの悪習癖によってもなる場合があります。笑うと上顎前歯の歯肉が見えることが多く、自覚的には非常に気になります。歯が前に出ているため、上下唇を閉じにくく、つねに口が開いた状態になりがちです。このため歯肉が乾燥し、歯周病を発症しやすい、また悪化させやすい環境になっています。さらには口呼吸を誘発しやすく呼吸器系に悪影響を与える場合もあります。

このほかにも上顎前突をともなわない「開咬（かいこう）」、世間一般に「受け口」と言われる「反対咬合（はんたいこうごう）」なども矯正治療の対象となります。

矯正治療の効用

白い歯がきれいに並ぶと、他人には健康的であるという印象を与え、笑顔を自信に満ちた明るい雰囲気に変えることができます。これが矯正治療に期待される役割です。このように記述すると矯正治療の目的には審美的なことしかないように思われがちです。

確かに受診された患者さんの多くは審美的な改善を求めます。しかし、矯正治療によって正しい咬み合わせを作ることによって、口腔の健康、さらには全身の健康につながる多くのすばらしい現象が生まれます。たとえば、歯ブラシは届きやすくなり、むし歯や歯周病のリスクは軽減します。また発音が改善される場合もみられます。そして、治療前にコンプレックスを感じていた場合は、自分に自信をもつことができ、コミュニケーション能力の向上など社会性に関するさまざまな効用がみられます。

図1 歯列不正：叢生と上顎前突

歯列不正は、むし歯や歯周病になるリスクを高めます。また常時上下の唇が閉じていないと、歯肉が乾燥し歯周病を悪化させる可能性もあります。

叢生 ／ 上顎前突

Part 10

矯正治療の到達目標

①歯が動くのはなぜ？

　何でも噛み砕ける硬くて強い歯がなぜ動くのか？　それは、上下の顎骨に備わる「骨代謝機能」によるのです。なんだか難しい話になりそうですが、そもそも歯は萌出後に周囲の組織、たとえば頬や舌によって自然に矯正されています。歯はある方向から一定の力が加わるとその反対側で歯根に接した骨を溶かし（吸収現象）、その圧力から逃げるように力を軽減します（図1）。結果的に歯は、骨が溶けた側に少し動きます。そして力が加わった側の歯根と骨の間にはスペースができます。そこに新しい骨が作られるという仕組みです。このように骨に備わった改造機能を骨代謝機能といいます。ただし、歯は1か月に0.3mm程度しか動かすことはできません。たとえば矯正治療で3〜5mm程度歯を動かすことが必要な場合は、それだけ時間がかかるのです。力を大きくすれば早く動くと思われがちですが、それは体の骨代謝機能の限界を超え最悪の場合、歯は抜けてしまいます。

②矯正治療も正しい姿勢が大切

　Chapter1 Part4で「咀嚼はお餅つき」という解説をしました。効率的に咀嚼を行うため、頬や舌は歯に接しながらつねに機能しています。この外力によって、頬と舌が動くちょうど中間に歯はきれいに並んでいきます。猫背の悪い姿勢で咀嚼を行うと変な外力が歯にかかり、悪い歯並びになってしまうのはこのためです。矯正治療後も頬や舌からの外力を生涯受け続けるわけです。矯正治療前に姿勢、噛む習慣、飲み込む習慣が悪かった場合、それらの習慣が矯正治療後改善されていなければ、簡単に治療前の状態に後戻りしてしまいます。ワイヤで力をかけて歯並びを直す矯正治療が終了したあとも「正しい姿勢。正しく噛む。正しく飲む」ことを生涯、実践し続けることが大切です。

図1　歯が動くメカニズム

歯の移動中の顎骨内部における歯根と周囲の骨のイメージ。力が加わった反対側の骨を溶かしながら移動していく。

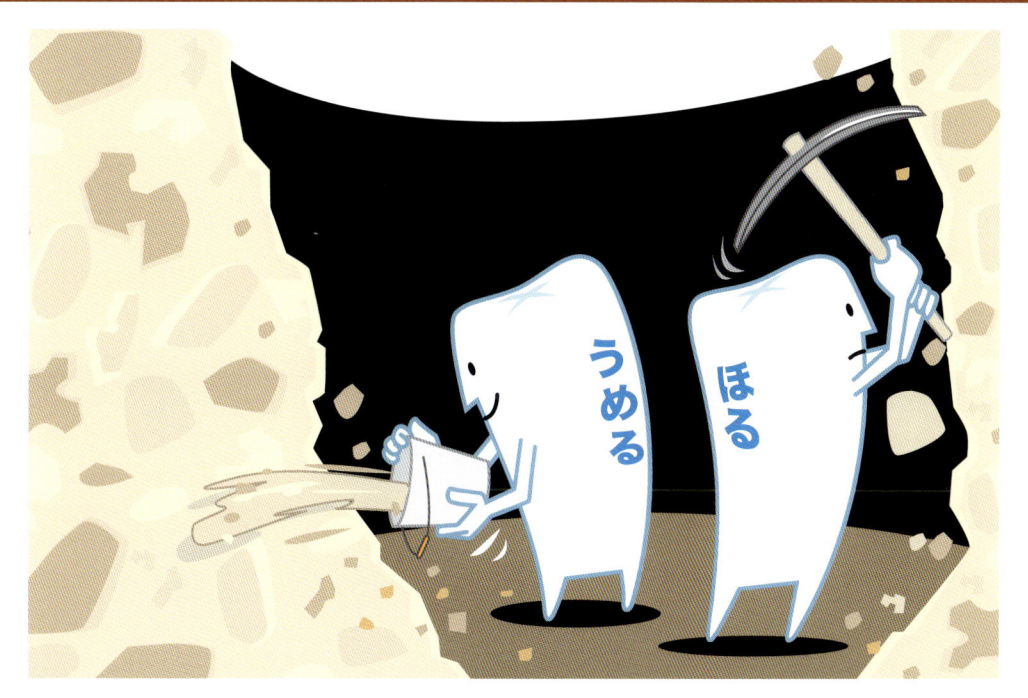

まとめ

機能と関係する口腔の成り立ち

　Chapter3では、口腔の成り立ちとして進化の面から解説を始めました。食べるものによって合目的に顎骨、顎関節、そして歯の形が作り変えられてきたことを理解してください。さらには口腔の機能が胎生期からのトレーニングによって作り上げられ、生涯周囲組織の動きとバランスをとることが必要なのです。ウェルエイジングのためには「正しい姿勢。正しく噛む。正しく飲む」ことがその基本で、その3要素を発揮するためには全身の姿勢も大きく影響し、全身と口腔が一緒に正しい方向を向いていることがとても大切なことなのです。横向きの自分の姿勢をチェックする習慣をつけましょう（**図1**）。

図1　自分の正しい姿勢をつねにチェック

悪い姿勢はつねに自分でチェックし、矯正することが大切です。

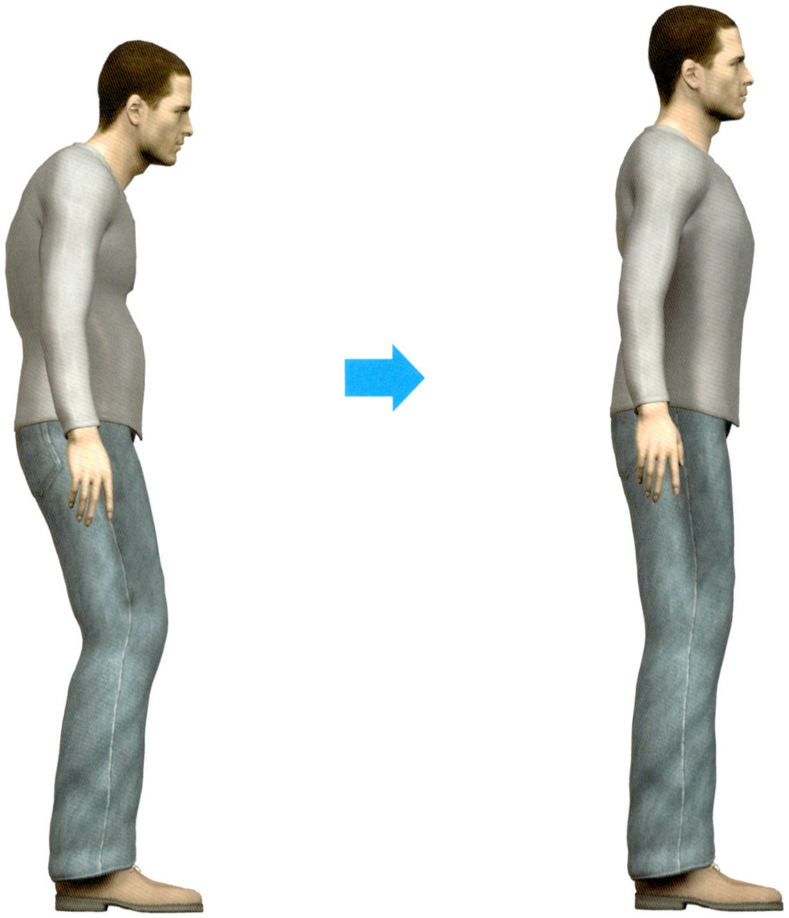

Chapter 4

口腔のエクササイズ

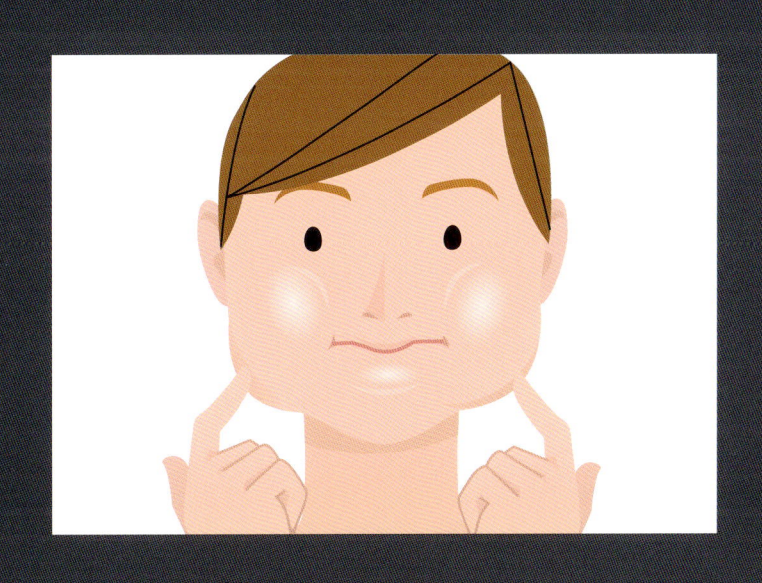

Part 1

口元セルフチェック

　ヒトの体のなかで動くものは、さまざまな種類の筋肉が動かしています。心臓は心筋、手足は骨格筋、内臓は平滑筋です。そして人類が獲得した多様な表情、これらをつくり出すのは手足を動かすのと同じ骨格筋です。顔の皮膚の一層内部には、違う方向へ走る多くの骨格筋があり、異なるシチュエーションで感情に沿った表情を作り出しています。さらには口腔、咽頭周囲の筋を巧みに動かし、多様な言葉を話す機能も獲得しました。その結果、人類は「表情」と「言語」を武器に、コミュニケーション能力が多様に進化しました。

　しかしChapter 2 Part 5で解説したように、われわれ人類の口元は授乳のために進化した形態で、皮膚の中は咽頭へダイレクトにつながる筋肉で裏打ちされています。進化の過程で合目的に獲得した筋群ですから、本来「授乳筋」、離乳後は「モグモグ咀嚼筋」などのほうが口腔の機能を理解するためにはよいのかもしれません。

　少し話がそれましたが、要するに人類は授乳のために獲得した筋群を咀嚼・嚥下機能のために合理的に利用し、さらには表情の変化を用いるコミュニケーション、そして言語にも利用しているということをChapter 4のはじめにまず理解してください。

第一印象の50％以上は口元で決まる!

　ヒトは第一印象だけで評価されるのではありません。じっくりとあとから逆転ホームランのようにイメージを変えたほうがポイントが高い、という意見もあると思います。そうは言っても、さまざまな場面で第一印象は大切なものです。これには異論がないと思います。

　「第一印象は7秒で決まる!」

　ということは、筆者がこれまでの経験から勝手に確信していることです。そして、もうひとつ勝手に確信していることがあります。それは

　「第一印象の50％以上は口元で決まる!」

　ということです。初めて会った相手に「ガハハ」とは笑いませんし、ニヒルに「ニタリ」とすることもないと思います。

　「はじめまして」という好意的な気持ちを、控えめスマイルトークで相手に伝える瞬間の口元が、あなたの印象を大きく左右しているのです。

　口元は、控えめにニコッと笑った時の口唇の形態と歯列の見え方で全体像が形作られ、相手のこころに映ります。「口元は生まれつき決まった形なのだからどうしようもない」と思われがちです。しかし骨格による問題がある場合を除き、自分で行う食事の仕方の改善やセルフトレーニングで口元の印象は修正可能です。Chapter 3までに歯並びと咬み合わせは、咀嚼・嚥下時の口唇・頬と舌の力関係でその位置にあることを解説してきました。よい笑顔、すなわち好印象な口元を作るための筋肉を鍛え、働いてもらうことが重要です。

　「悪い笑顔」とは、どのような笑顔でしょうか？　たとえば、口角があまり上がらないために楽しそうでない笑顔があります。これとは逆に口角は上がっているのですが、大きく笑いすぎ、とくに上顎の歯肉が笑うと見えてしまう笑顔があります。歯肉は英語で「gums」ということから「ガミースマイル」と呼ばれています（図1）。

図1 理想的なスマイルとガミースマイル

理想的なスマイル
口角が少し上がり、上の歯が見えている。
下の歯は少し見える程度が理想。

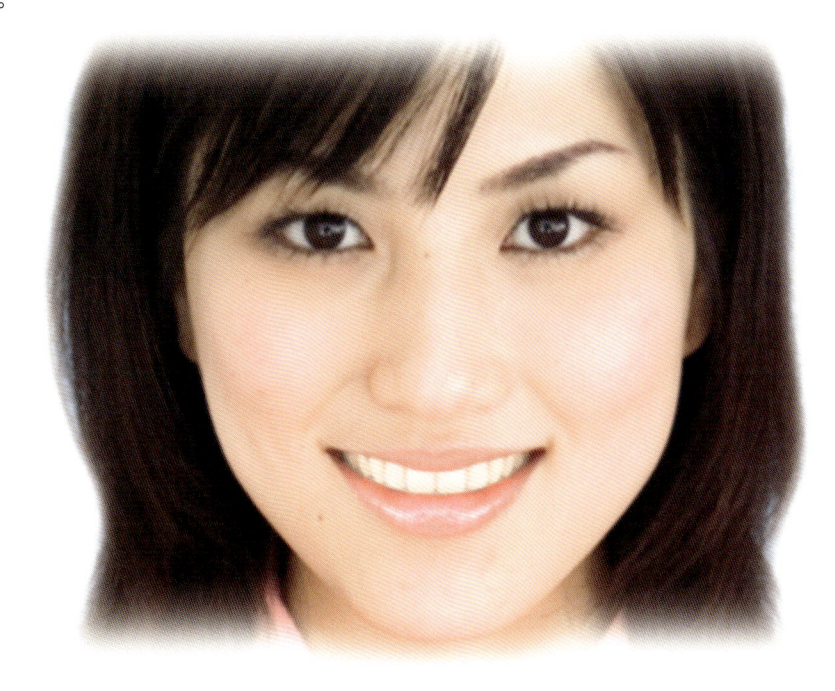

ガミースマイル
過剰に上顎の歯肉が見える笑顔。口角が
上がりすぎている場合が多い。

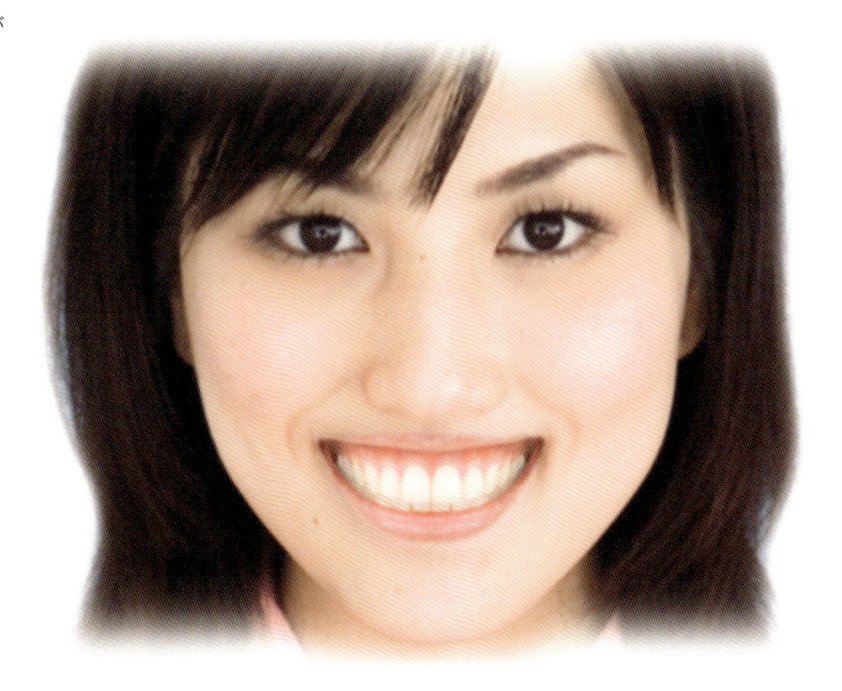

Part 2
15以上の表情筋で さまざまな表情をつくる

　表情筋とは顔面皮膚のすぐ下層に拡がるさまざまな形態をした小さな筋群で、多くは頭蓋の骨に付着しています。その付着部(起始部)から目、鼻、上下唇、耳介周囲の皮膚へ向かい走行し、皮膚またはその下層の結合組織に付着(停止)します。

　皮膚の下にある筋肉をイメージしてみてください。この筋肉には脳からくる神経のケーブルがつながっています。たとえばうれしくてスマイルをつくる時、脳からスマイルに必要な筋肉だけに「動け!!」という指令がきます。その指令に従って筋肉は、Chapter3 Part5で解説したように、アクチンの中にミオシンが滑り込み収縮します。この時、筋肉の両側が筋肉の中心に近づいてきそうですが、片方は頭蓋骨です。こちらは動きません。動かないほうの筋束の付着部を起始部と呼びます。そして柔らかな皮膚における付着部のほうがグーッと起始部まで近づいてきます。この近づいてくるほうの付着部を停止部と呼びます。よって表情筋の多くは、頭蓋骨が起始部で顔面の皮膚が停止部です。

　わかりやすい例で説明しますと、「笑筋」という筋肉があり、停止部は口角のやや外方の皮膚です。この停止部における付着様式は、やや深い結合組織に付着する場合、皮膚まで筋束が到達している場合など、人によってさまざまです。筋束が皮膚、または近くまで達しているとスマイルをつくる際、皮膚を引っ張るため、そこがくぼみ「エクボ」になる場合があります。エクボが人によってできたりできなかったりするのは、この停止部における筋束の付着様式の違いによるものだったのです。また「エクボが2つある」という人は、筋束が走行途中に2つに分かれ、その結果、停止部において2か所に筋束が停止するため、筋肉の収縮時皮膚が2か所くぼんで2つのエクボとなっていたのです。

笑った時に
口角を持ち上げる表情筋

　口角の上部には外側より正中へ向かい4つの筋肉が集まってきます(**図1**)。外側から大頬骨筋、小頬骨筋、上唇挙筋、上唇鼻翼挙筋です。これらの筋群は頬骨、眼窩の下方・内方部から起始します。

　とくに最外側の大頬骨筋はとても大きく、口角周囲全体を上外方に引くのにもっとも役立っています。人差し指を目の下のやや外側に出っ張る頬骨に置き、親指を口角に置いて下さい。その2本の指の間を筋肉が走ります。そしてこの4つの筋群の下層にもうひとつ口角を直接持ち上げる筋肉があります。口角挙筋と呼ばれ、犬歯のやや上方の一番くぼんだ辺りから起始し、口角に停止しています。

　口角の側方には笑筋があり、口角を外方に引くのに役立っていますが、前述のとおりエクボを作ることもあります。

怒った時に
口を「へ」の字にする表情筋

　怒った時に口が「へ」の字になる場合があります。この際、口角が下方に引かれていますが、この動きは主に口角下制筋によるものです(**図1**)。

　この筋は下顎骨の底部付近から起始し、直接口角へ向かい、口角から上唇の皮膚に停止しています。すなわち、ヒトは怒った時、脳からの指令を受け口角下制筋が上唇から口角を一気に下方に引いているのです。また、口角下制筋の起始部のやや前方から起始し、下唇の皮膚に広く付着している下唇下制筋は、下唇全体を下方に引いています。

図1 口角を持ち上げる表情筋

上唇外側から口角付近には、表層で大頬骨筋、小頬骨筋、上唇挙筋、上唇鼻翼挙筋が停止し、深部で口角挙筋が停止します。一部筋線維束は口輪筋に合流します。これらの筋群がスマイルをつくる時、口角を引き上げます。

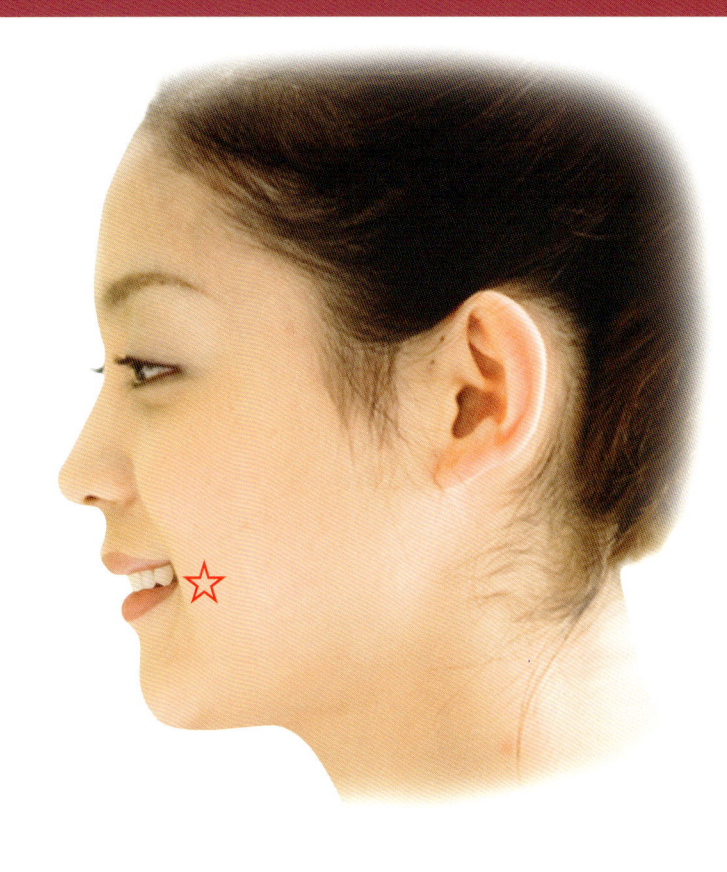

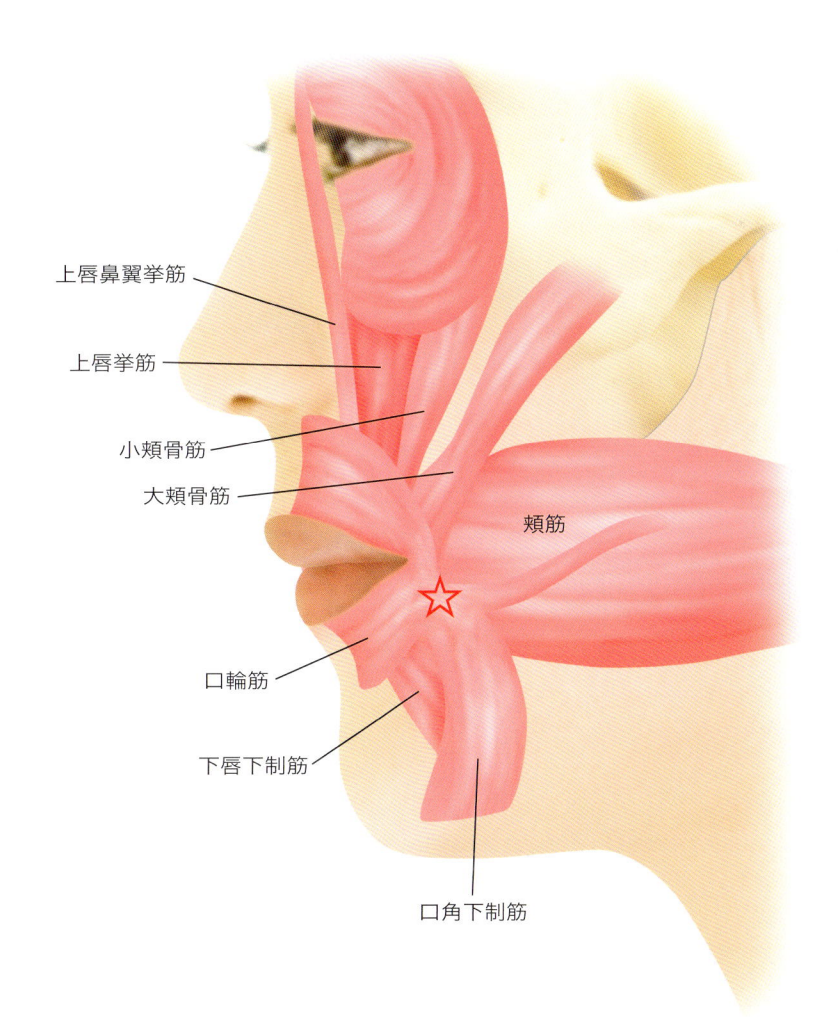

- 上唇鼻翼挙筋
- 上唇挙筋
- 小頬骨筋
- 大頬骨筋
- 頬筋
- 口輪筋
- 下唇下制筋
- 口角下制筋

Part 3
咀嚼・嚥下機能にも役立つ表情筋

上・下唇を閉じる表情筋

　食物が通る道や留まる場所、すなわち食道や胃の入口および出口、肛門などには輪状の筋束がそれぞれ存在し、必要なとき以外は収縮して閉じています。これらは括約筋と呼ばれます。括約筋の収縮は、水道の蛇口のようにその空間と隣の空間を分けてくれます。

　口腔は消化器のはじまりです。この入口にも外界と口腔を分けるため水道の蛇口のようにギュッと収縮してくれる筋肉が存在します。口輪筋です（**図1**）。この筋は自分の意思で口を閉じる際に機能します。口輪筋は上・下唇の内部で、ちょうど口の入口（口裂）を一周取り囲むように走行しています。この部位だけの筋束は表層の一層のみで、深部の大部分の筋束は他の表情筋が合流したものです。

　その中でもChapter2 Part5で解説した頬筋は、前方でこの口輪筋の大部分を構成しています。哺乳類になって咽頭から授乳のために進化してきた筋束が口輪筋も作っているのです。これによって「口腔⇒咽頭⇒食道」と食物を通す空間は、つながった筋束の流れで覆われていることがわかります。また、口輪筋を構成する筋束は、頬筋だけではなく口角周囲の多くの筋束の合流によって全体が作られています。さらに、下顎骨切歯筋前方のほぼ中央付近から起始し、下唇下方の皮膚に付着するオトガイ筋があります。オトガイ筋は嚥下の際、下唇下方の皮膚を歯列に引き寄せます。オトガイ筋によってしっかりと口唇は閉じることができます。それだけではありません。さらに嚥下時、オトガイ筋の収縮が、その後の筋群の収縮リレーのスタートの合図となります。すなわち、Chapter2 Part5で解説した口輪筋→頬筋→咽頭収縮筋→食道へ続く筋肉の連動のスタートです。オトガイ筋は嚥下機能にとって重要な役目をしています。

表情筋の交差点の役割

　口元を引き締める表情をすると口角から数センチメートル外方部分がやや硬く盛り上がり、「口角結節（モダイオラス）」を作ります。咀嚼や嚥下の際に口元を締める時も同様に口角結節（モダイオラス）を作ります。この部位ではいくつかの筋が交差、または停止するため、このような形態に変化します。

　ではどのような筋肉が集まっているのでしょうか？頬筋がそのひとつです。頬筋は口角のやや外方、すなわち口角結節（モダイオラス）部で筋束が交差します（図1）。すなわち、上方を前走していた筋束の一部が下唇に、反対に下方を前走していた筋束の一部が上唇へ向かうのです。この走行様式によって頬筋が強く収縮する際に、この交差部位が強く締まることになります。この交差部位には、大頬骨筋、笑筋、口角下制筋など他の表情筋の一部も集まってこの付近に停止します。

ふくれっ面も、ストローで ジュースを飲むのも頬筋が活躍

　口輪筋が強く収縮し口を閉じ、頬筋が口腔の空気を前方に押し出すと頬が膨らみます。トランペットなどを吹く時も同様です。また、ストローを使ってジュースを飲む時は、口輪筋と頬筋が口腔内を陰圧にして、バキュームカーのようにジュースを吸い取ります。

図1 深層の表情筋

表層の大頬骨筋、小頬骨筋、上唇挙筋、上唇鼻翼挙筋を除去すると、口角挙筋が口角に停止するのが観察できます。頬筋の筋線維束は口輪筋をつくり、この筋線維束が口を閉じる際に機能します。頬筋はモダイオラス(☆)で一部筋線維束が交差します。

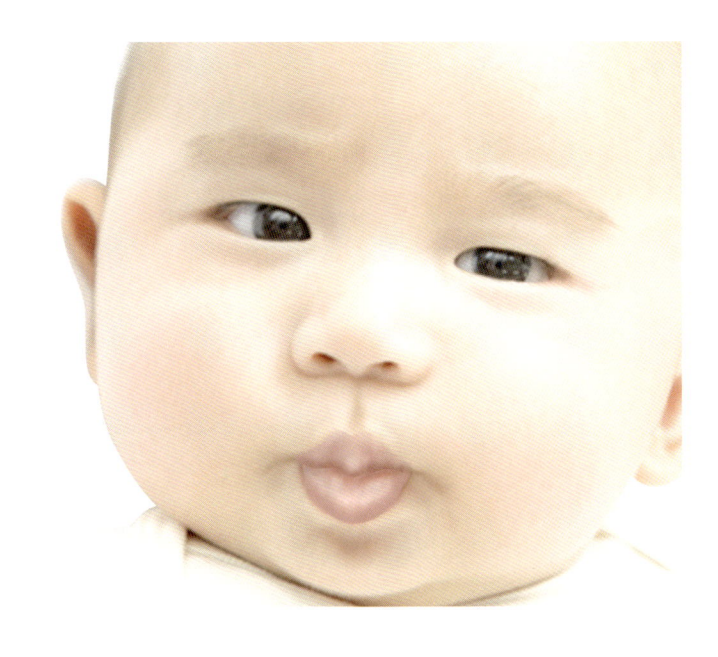

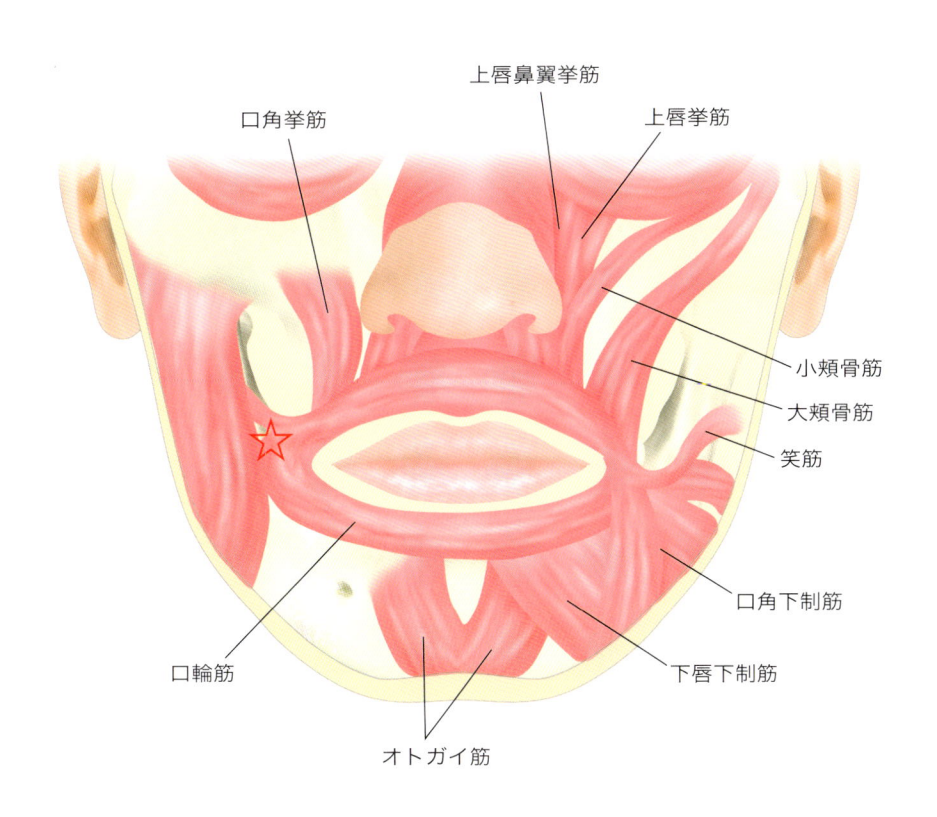

Part 4

目、鼻、耳 周囲の表情筋

　目は乾燥の防止、眼球に対する障害の防止など、いくつかの理由で閉じなければなりません。そこで眼裂周囲には、口裂を取り囲む口輪筋のように輪状の筋束である眼輪筋が存在します。眼輪筋は目を閉じるときだけではなく、口角に集まる筋肉と協力して笑顔をつくるのに大きな役割を果たしています。

　また眼裂周囲には、前頭部全体に存在し頭頂部の広い腱膜に移行する前頭筋、怒った際に眉毛の内側部分を下方に引く眉毛下制筋、眉間にシワを寄せる皺眉筋、左右の眼輪筋と前頭筋の間に位置し眉間の皮膚に停止する鼻根筋があって、喜怒哀楽の豊かな表情作りに役立っています（**図1**）。

　鼻からそのやや外方には、3つの筋肉が並んで口唇、鼻翼を引き上げています。鼻の穴（鼻孔）を膨らませているのはこれらの筋群、とくに最内側の上唇鼻翼挙筋です。またこれらの筋群とは逆向きで、上顎骨の切歯・犬歯部の骨面から起始し鼻翼に向かう鼻筋、鼻孔の間（鼻中隔）へ向かう鼻中隔下制筋があり、鼻孔の開きを調整しています。

　悲しくて泣く時、前頭筋と皺眉筋がはたらき、額の中央の皮膚が盛り上がることによって深いシワができま

図1　悲しい顔と表情筋

皺眉筋は鼻（鼻骨）の根元のやや上外方の骨面から起始し、眉の内側半部の皮膚に停止します。この筋が眉間にシワを寄せます。

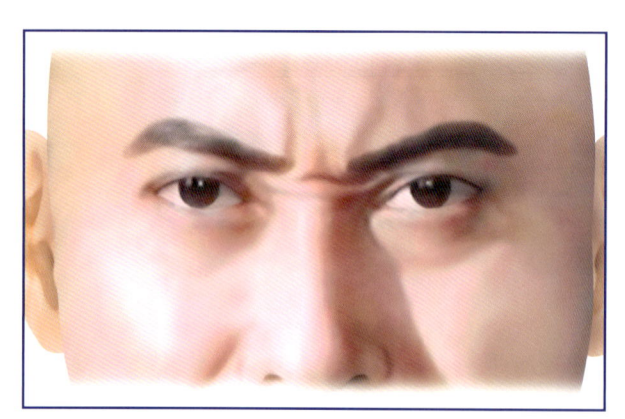

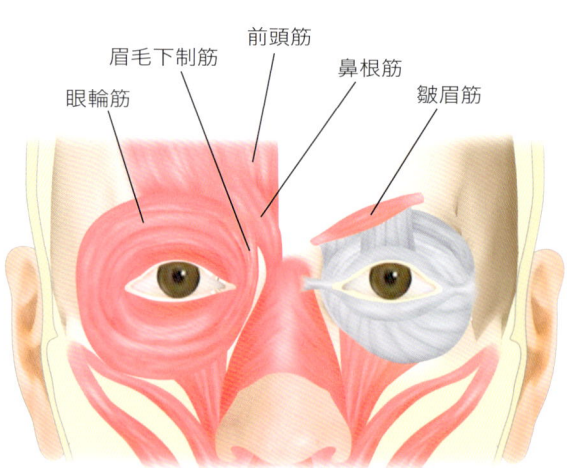

眼輪筋　眉毛下制筋　前頭筋　鼻根筋　皺眉筋

す。

　またPart3で解説したオトガイ筋の収縮によって下顎の先端にシワがよります。このシワはあたかも梅干しのようなふくらみをつくります。また、強い嫌悪を表す時、悲しい表情より強く眉間にシワがよります。これは前頭筋、皺眉筋のはたらきに加え、鼻根筋によって鼻の上により深いシワをつくっているのです。さらに、上唇鼻翼挙筋、鼻筋、鼻中隔下制筋のはたらきによって鼻翼を広げます。さらに怒った時には、口角下制筋が口角を下げ「しかめっ面」のできあがりです。

　頭髪全体を前後に大きく動かせる人がいます。あたかも帽子かカツラを動かしているようです。前頭筋は頭頂部の腱膜（帽状腱膜）に移行し、後頭部の後頭筋につながっています。すなわち頭頂部の「前頭筋―帽状腱膜―後頭筋」はセットで、二腹筋という構造になっています。このセットを「後頭前頭筋」と呼ぶ場合もあります。頭髪の中央部は後頭前頭筋の上に位置します。頭髪全体を動かせる人は、後頭前頭筋をうまく使っているのです。

また、驚いた表情をすると額に大きなシワがより、眉が持ち上がります。これも前頭筋の作用によるものです。

ヒトは耳を動かせない？ウサギの耳はなぜよく動く？

　耳介には上方、前方、後方の3か所から小筋群が集まります。上方からの上耳介筋と前方からの前耳介筋は側頭筋膜から起始し、後方からの後耳介筋は乳様突起基底部から起始し、耳介に向かって3つの筋は集まり耳介軟骨に停止します（図2）。これらは骨格筋であり、自分の意思で動かせる随意筋です。しかし、多くの人は耳を動かすことができません。耳を自由に動かせる人は側頭筋の一部と耳介周囲の3つの筋群をうまく機能させています。動物園でウマやロバが耳を動かしているのを見たことはありませんか？　ウサギの耳もよく動きます。これらの動物は、耳介周囲の筋をヒトと違って自由に操ることが可能なのです。

図2　動くウマの耳と動かないヒトの耳

ヒトの耳介周囲には3つの表情筋がありますが、機能的には退化しており、ほとんどのヒトは耳を動かすことができません。

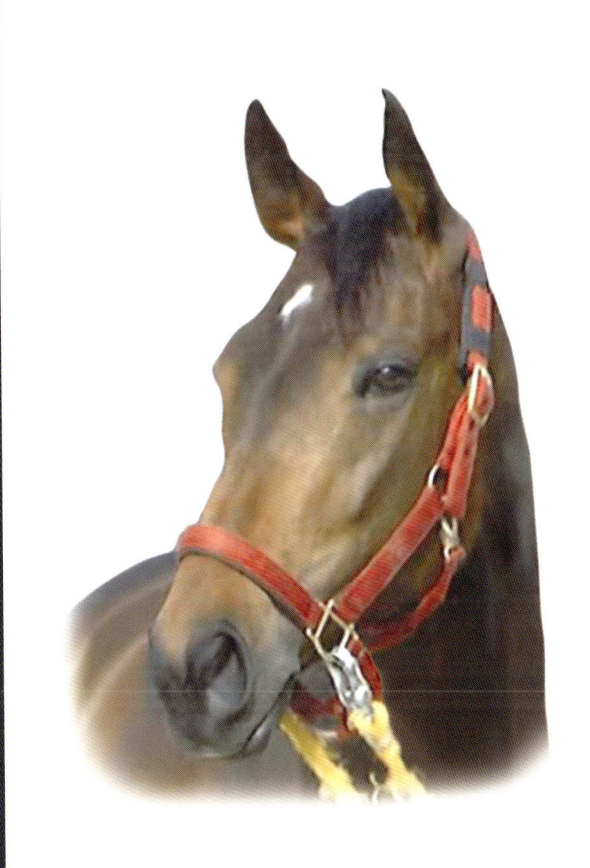

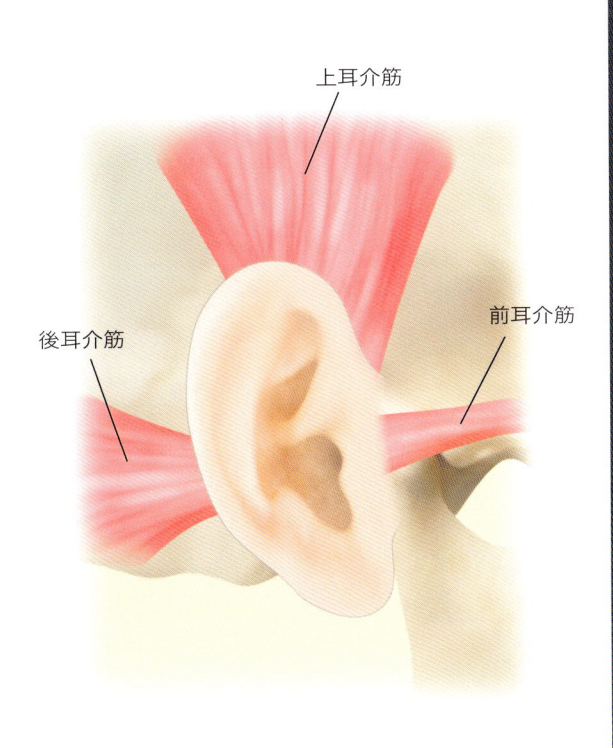

上耳介筋
後耳介筋
前耳介筋

Part 5
頸部前方のラインを決める
広頸筋：姿勢との関係

うなじ、襟首というと着物を着た女性の後ろから見た首筋を思い出すと思います。頸部はこの後方からの印象だけでなく、前方の印象も"美容"という意味でとても重要です。すなわち、顔の下縁から鎖骨に至るラインです。「顔＋頸部前方ライン」のトータルでその人の印象を相手に与えます。頸部前方には、咀嚼、嚥下などに役立つ多くの筋群がありますが、その全体を最表層で広頸筋が覆っています。

広頸筋は、鎖骨を中心に起始し、下顎底から口角・頬部に広く停止しています（**図1**）。機能としては口角下制筋とともに口角を下方に引いていますが、咀嚼・嚥下時に大活躍する頸部の筋群、表情筋を外方から引き締める役目も重要な機能です。よって間接的に咀嚼・嚥下にも関与しています。

二重あごの原因を考える

広頸筋の前方、すなわち皮膚との間には、筋膜隙と呼ばれる隙間（間隙）があります。また、広頸筋の後方、すなわち頸部の筋群との間にも間隙があります。これらの間隙が、脂肪の溜まり場所になってしまう場合があります。つねに姿勢が悪く猫背だと、広頸筋と皮膚は弛み、脂肪が溜まりやすくなります。二重あごの原因にはいろいろありますが、姿勢が関係している場合も多いのです。姿勢の悪さは、空気の通り道を圧迫する場合があります。そうなると呼吸が浅くなり、酸素を十分に取り込めなくなることから肌荒れやむくみなどの原因にもなることもあります。

また、表情筋の衰えも原因となる場合があります。顔から頸部の皮膚はつながっています。けして顔と首は別々ではありません。顔の皮膚が下がってくるとその影響が、まさしく"シワ寄せ"が頸部にも及んでくるのです。結果的に下顎直下の間隙の容積が増大し、脂肪が溜まる余地を与えてしまいます。また、オトガイ筋（Part3図1）の衰えは一番影響を与えると考えることができます。オトガイ筋は嚥下の際、下唇の下部に梅干しを作ります。すなわち、皮膚を引き上げているのです。この力が弱くなれば結果的に二重あごに直結してしまいます。

リンパの流れを知る

下顎の下方にはリンパ節が散在しています（**図2**）。すなわち、リンパ液が流れるリンパ管が多く走っています。リンパ液は動脈血のように心臓のポンプ作用で押し流されるのではなく、骨格筋の収縮などによって流れます。リンパには老廃物を回収、排泄する機能があり、リンパ節には細菌などを退治してくれる免疫機能があります。二重あごが解消されるくらいこの部位がシェイプアップされてくると、リンパの流れもスムーズになり、代謝機能も高まるのです。

ヒトは口腔周囲の筋肉をそれほど使いません。一日中多くの人と議論したり、毎日何時間もカラオケに行くのであれば別ですが、普通、咀嚼、嚥下、ある程度の会話程度です。Part6からのトレーニングによって口腔周囲の筋肉は鍛えられ、それを続けることによって効果を実感できると思います。筋肉は正直です。二重あごは解消され、輪郭がすっきりしてくることを期待して次からのトレーニングを体感してください。

図1 広頸筋

広頸筋は首のラインを決めます。姿勢のよさを保つことで、広頸筋周囲に脂肪が溜まりにくくなります。

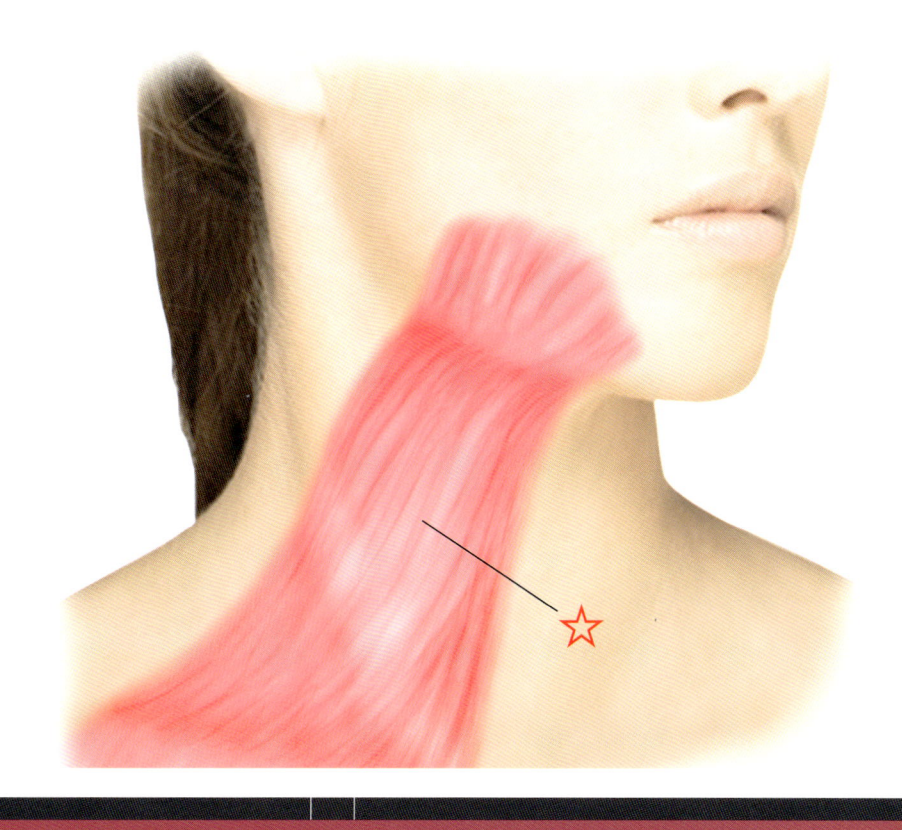

図2 頭頸部のリンパの流れ

頭頸部にウェルエイジング現象が生じると、リンパの流れも活性化してきます。

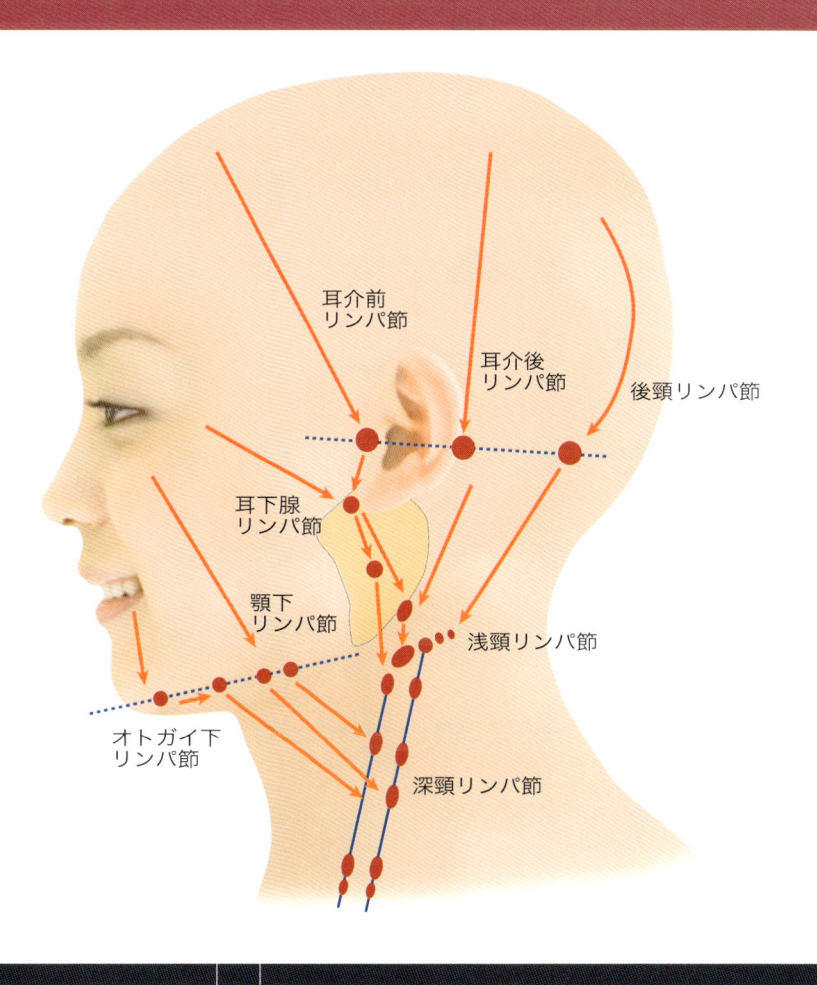

耳介前リンパ節
耳介後リンパ節
後頸リンパ節
耳下腺リンパ節
顎下リンパ節
浅頸リンパ節
オトガイ下リンパ節
深頸リンパ節

Part 6

スマイルのための口元トレーニング

　スマイルの基本は、口をきちんと閉じた状態から口角を上げ、上顎歯列の先端を結んだラインを自然に見せることです。Part3で解説した「口輪筋をつねに収縮させ、きちんと口を閉じている」ということが案外できていないのです。

　あなたは大丈夫ですか？　口を半開きにしていたり、下唇を噛む癖があったり…。普段からポカーンと口をあけている人は、口輪筋が緩んでいる癖がついています。この場合、閉じることを持続するだけで口輪筋のトレーニングになります。

　また、Chapter2 Part5で解説したように、口輪筋の大部分の筋肉は頬筋につながってできています。口輪筋が緩んでいるということは頬筋も同時に緩んでいる場合が多いのです。すなわち、口輪筋だけでは口元のストレッチにあまり有効とは言えません。「頬筋―口輪筋」をセットで収縮させるトレーニングが有効です。

口輪筋―頬筋をセットで鍛える

　鏡の前に座り、背筋を伸ばし、下顎を引いて自分の顔と上半身をよく見てください。体はまっすぐですか？顔はどちらかに傾いていませんか？　それらのことを確認したら下記2つのトレーニング開始です（**図1**）。

①「う」と発音する唇の形で止め、さらに上下の唇を前方に出して下さい。筆者が子どもの頃、タコチュウというタコのキャラクターがどこかの菓子メーカーのおまけにありました。このイメージです。
　「唇を強く閉じた状態からゆっくり唇に力をこめてタコチュウ・クチビルへ」
　そして限界がきたら10秒間その状態を保ちます。そして20秒間休憩します。これを10セット繰り返します。
②次に上下の唇を強くしっかり閉じてください。「へ」の字ではなく自然な形で閉じていますか？その状態で上下の唇に、ゆっくりそして強く力を入れ、10秒ほどしたら力を抜く。そして20秒間休憩します。これを10セット繰り返します。

　このトレーニングが「口輪筋―頬筋」をセットで鍛えることに、とても効果的です。ただし、姿勢が悪く、顔が傾いていたら意味がありません。また、上下の唇の左右のバランスも確認して下さい。どちらか一方の唇に強く力が入っていませんか？　口元のトレーニングによって筋肉は正しい収縮と位置を覚えます。そのために正しい姿勢であることが大切です。そのためにも口元トレーニングは必ず鏡の前で自分の姿を見ながら行って下さい。

図1 タコチュウ体操と関連筋

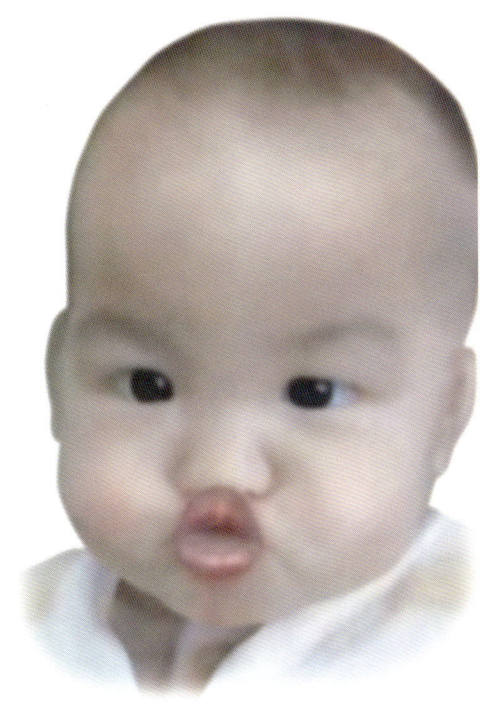

唇と頬の下層にある筋は「口輪筋（こうりんきん）」と「頬筋（きょうきん）」です。これらの筋は、ノドにある「上咽頭収縮筋（じょういんとうしゅうしゅくきん）」とも連続しています。タコチュウ体操は、単に唇の体操だけでなく、頬部から咽頭部のトレーニングにもなっています。

タコチュウ体操

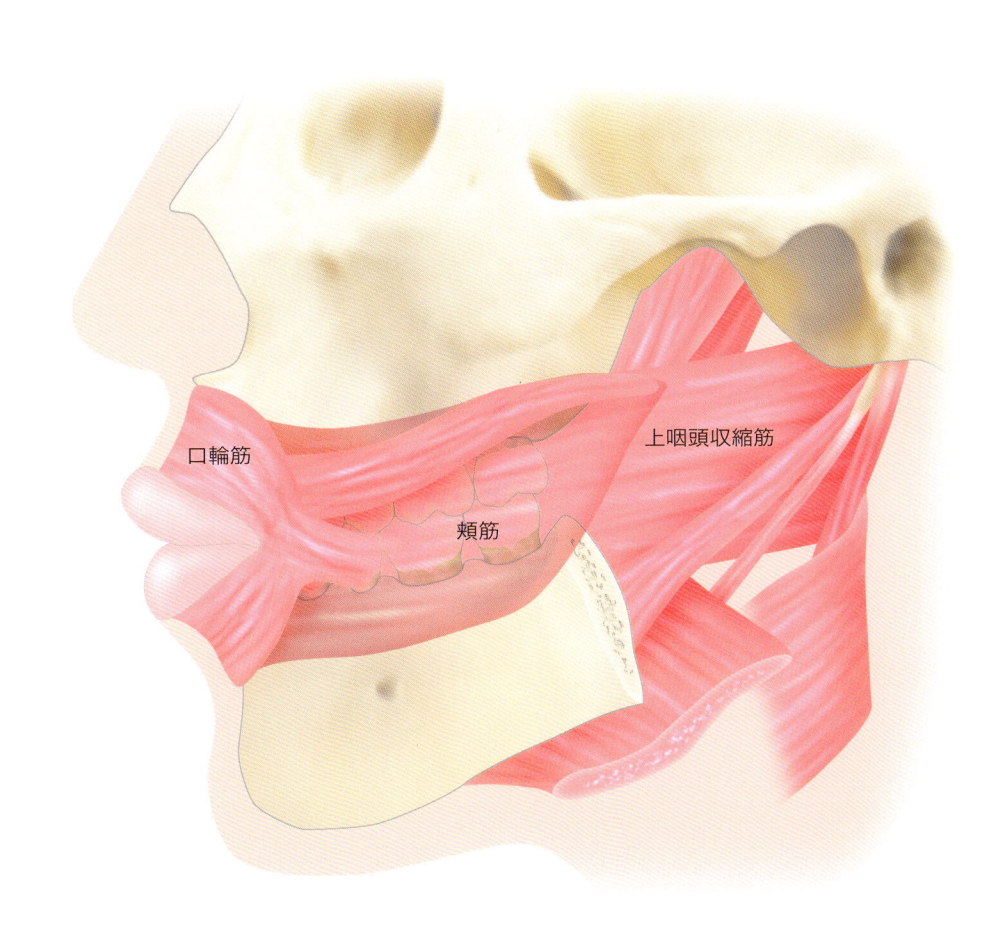

口輪筋　頬筋　上咽頭収縮筋

Part 7

口角を持ち上げる筋肉を鍛える

　ここではPart2で解説した口角上部の4つの筋群を鍛えます。
　口元トレーニングと同様、鏡の前に座り、背筋を伸ばし、下顎を引いて自分の顔と上半身をよく見てください。それらのことを確認したら下記3つのトレーニング開始です（図1, 2）。

①はじめに、上下の唇を強くしっかり閉じてください。その状態から上下の唇は開けずにゆっくり口角を上げ、スマイルを作って下さい。そして楽にして20秒間休みます。これを10セット繰り返します。口角が上がらなければ横に強く引くだけでかまいません。しかし、口角を持ち上げる意識はもって下さい。口角を持ち上げるためには、大頬骨筋の強い収縮が必要です。練習によって口角が上がるようになることを目指して下さい。

②次に、右側の口角だけを上げながら、そちらの目を閉じてください。ウインクをする状態です。ここで10秒間この状態を保持します。左右順番にゆっくり10回ずつ行って下さい。今回は、上下の唇が自然に離れてかまいません。笑顔は意識せず、強く口角を上げ、目を閉じて下さい。

　目を閉じるための筋肉は眼輪筋で、口角を上げるのは主に大頬骨筋です。これら2つの筋肉は同じ顔面神経の枝が分布しています。両筋を連動させ、眼輪筋の力も借りて口角を上げるためのトレーニングです。

③最後に発音トレーニングを加えます。
　口を丸く開き、目が三日月になるくらい頬全体を持ち上げて「あー」と5秒間声を出して下さい。
　上唇全体を持ち上げるので、上唇から上方の多くの筋肉（大頬骨筋、小頬骨筋、上唇挙筋、上唇鼻翼挙筋、口角挙筋）の収縮が必要です。
　そして次に、頬を緩めて、縦長の突き出た唇を作り「おー」と5秒間声を出して下さい。ここでは口輪筋と頬筋が強く収縮しています。この発音トレーニングを10セット行います。

　①→③を繰り返すとはじめはかなりハードなトレーニングになります。しばらくは無理しないで2回ずつから始めましょう。しかし、口角を上げるスマイルのための筋群をバランスよく鍛えるために、1)⇒3)を通して行って下さい。また、Part6同様に、鏡を見ながら姿勢と顔の傾きをつねにチェックすることを忘れないで下さい。

図1　ウインク体操

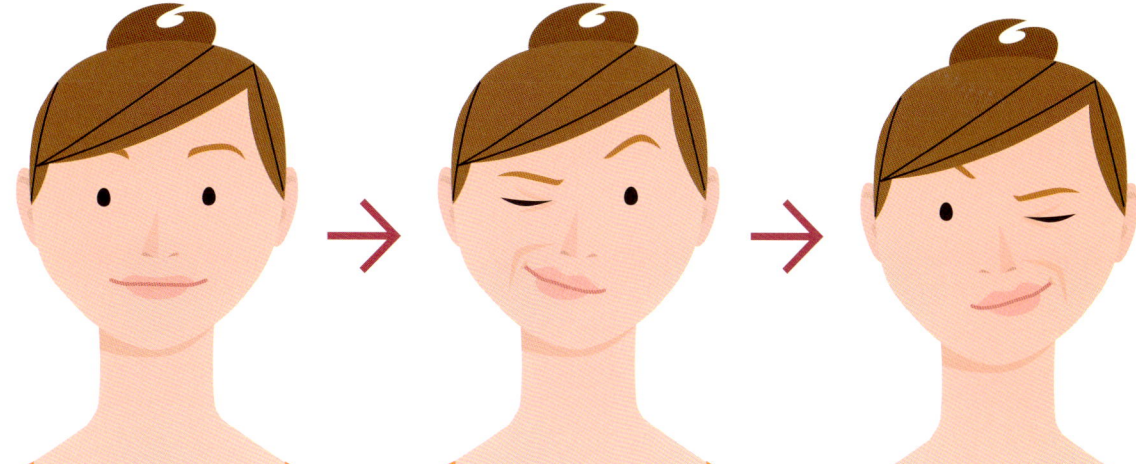

❶はじめに、上下の唇を強くしっかり閉じてください。
❷その状態から上下の唇は開けずにゆっくり口角を上げ、スマイルを作って下さい。
❸そして楽にして20秒間休みます。それを10セット繰り返します。

口角が上がらなければ横に強く引くだけでかまいません。しかし、口角を持ち上げる意識はもって下さい。口角を持ち上げるためには、大頬骨筋の強い収縮が必要です。練習によって口角が上がるようになることを目指して下さい。

❶次に、右側の口角だけを上げながら、そちらの目を閉じてください。ウインクをする状態です。
❷ここで10秒間この状態を保持します。

❶左右順番にゆっくり10回ずつ行って下さい。

今回は、上下の唇が自然に離れてかまいません。笑顔は意識せず、強く口角を上げ、目を閉じて下さい。目を閉じるための筋肉は眼輪筋で、口角を上げるのは主に大頬骨筋です。これら2つの筋肉は同じ顔面神経の枝が分布しています。両筋を連動させ、眼輪筋の力も借りて口角を上げるためのトレーニングです。

図2　顔面発音体操

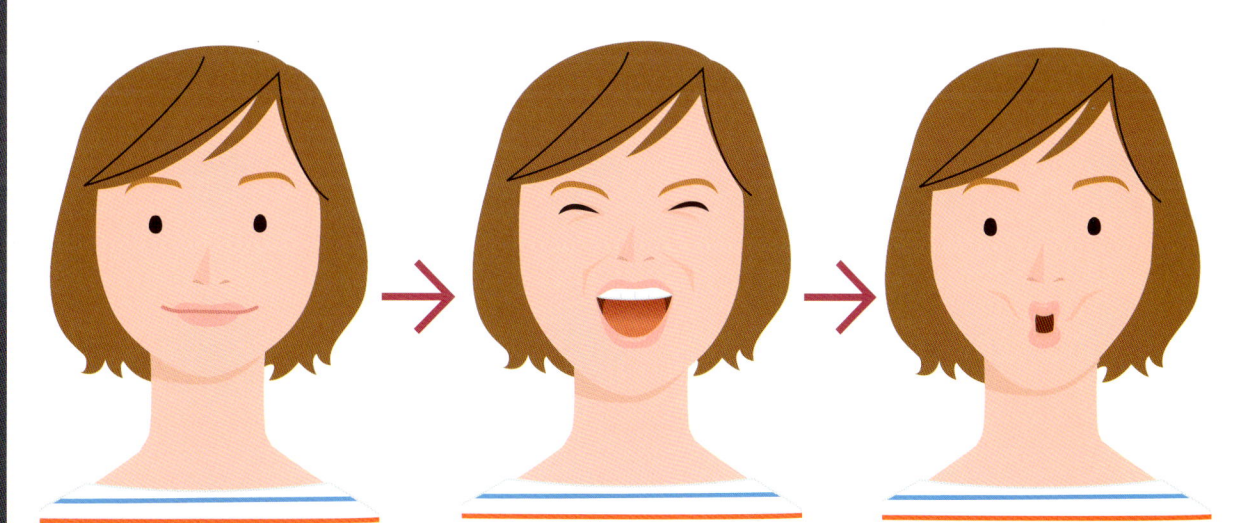

❶最後に発音トレーニングを加えます。

❷口を丸く開き、目が三日月になるくらい頬全体を持ち上げて「あー」と5秒間声を出して下さい。

上唇全体を持ち上げるので、上唇から上方の多くの筋肉（大頬骨筋、小頬骨筋、上唇挙筋、上唇鼻翼挙筋、口角挙筋）の収縮が必要です。

❸そして次に、頬を緩めて、縦長の突き出た唇をつくり「おー」と5秒間声を出して下さい。

ここでは口輪筋と頬筋が強く収縮しています。この発音トレーニングを10セット行います。

Part 8

唇―頬：抵抗体操

Part6と7では、スマイルのための「唇―頬のトレーニング」について解説しました。ここでは咀嚼・嚥下機能向上を意識したややハードな「唇―頬のトレーニング」について解説します。スマイルのためのトレーニングとセットで行うことによってより効果があります。

唇-頬：抵抗体操〈1〉（図1）

①大きめのボタンなどを糸で結び口腔内に入れ、口腔前庭（口唇と前歯の間）に置き保持します。
②そして糸をまっすぐ引いていきます。口唇による保持によって唇―頬の筋群にトレーニング効果が生まれます。
③慣れてきたら痛くならない程度に糸を引く力を強めていきます。
④無理のない範囲の限界で保持し10秒間、そして30秒間休みます。
→これを5セット行います。この時、必ず鏡で自分の顔を正視しながら行うことが重要です。姿勢を正し、顎を引いて、顔がどちらかに傾いていないかを確認します。

通常3セットくらいになると疲れて顔が傾いてきます。普段「噛み癖」のあるほうの筋力が強いため、そちらに頼るからです。これではせっかくのトレーニングもよりバランスを崩すことになってしまいます。

唇-頬：抵抗体操〈2〉

①片方の頬を大きく膨らませます。
②この膨らみをつぶすように指を強く頬に外から押し付けます。頬は指に負けないように膨らみを保たせます。
→片方10秒ずつ、両側を交互に5セット行います。

唇-頬：抵抗体操〈3〉（図2）

①両頬の中央を人差し指で押さえ、赤唇を限界まで吸い込みます。
②両頬を押さえた人差し指はそのままで、吸い込んだ赤唇は保持し、頬を大きく膨らませます。この状態を10秒間保ちます。
③楽にして20秒間休みます。
→10セット行います。

Part8のトレーニングも鏡の前で、姿勢を正し、顎を引き、顔の向きを確認しながら行ってください。Part7までのトレーニングよりも少しつらいと思います。これらは、咀嚼や嚥下機能の向上を目指したトレーニングです。とくにトレーニング〈2〉と〈3〉では、口輪筋―頬筋だけでなく、口角周囲の筋群すべてのトレーニングになります。

図1　唇―頬：抵抗体操〈1〉

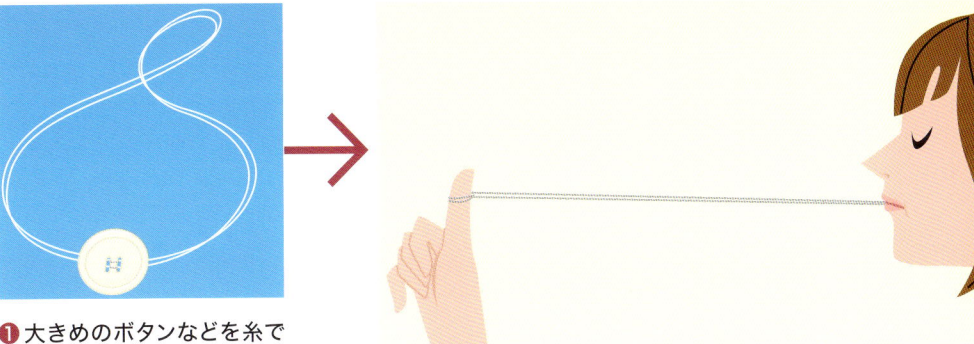

❶ 大きめのボタンなどを糸で結び口腔内に入れ、口腔前庭（口唇と前歯の間）に置き保持します。

❷ そして糸をまっすぐ引いていきます。口唇による保持によって唇―頬の筋群にトレーニング効果が生まれます。
❸ 慣れてきたら痛くならない程度に糸を引く力を強めていきます。
❹ 無理のない範囲の限界で保持し10秒間、そして30秒間休みます。これを5セット行います。

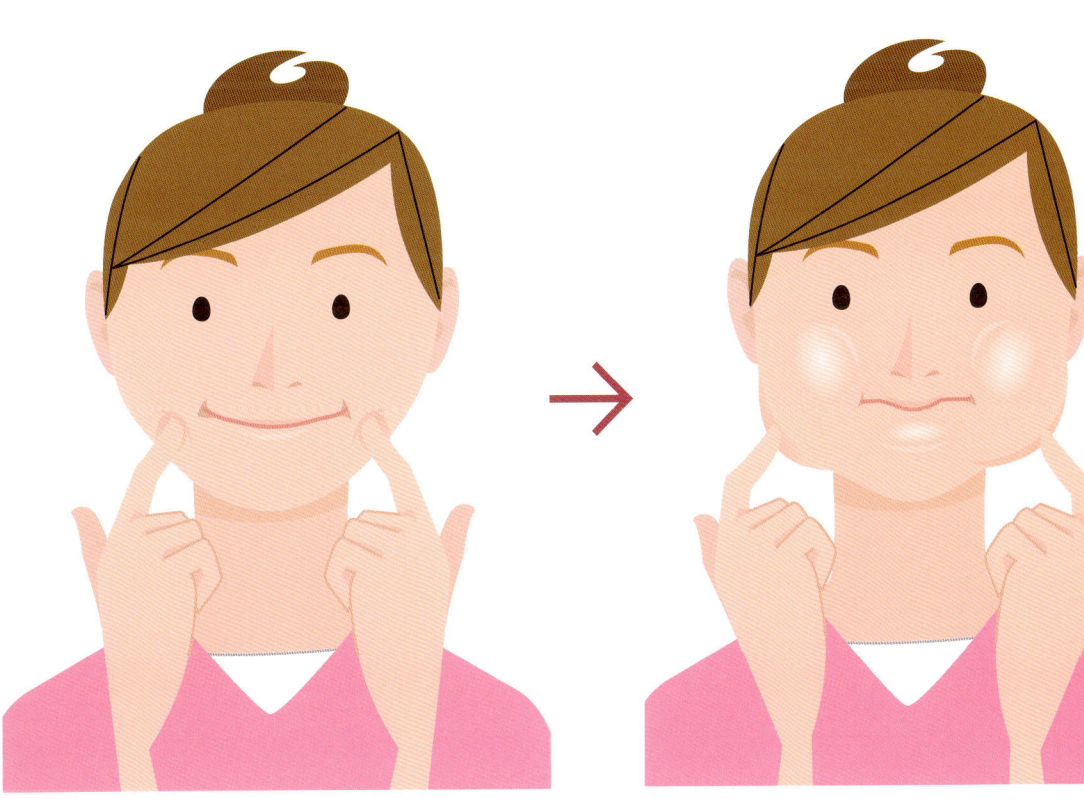

図2　唇―頬：抵抗体操〈3〉

❶ 両頬の中央を人差し指で押さえ、赤唇を限界まで吸い込みます。

❷ 両頬を押さえた人差し指はそのままで、吸い込んだ赤唇は保持し、頬を大きく膨らませます。この状態を10秒間保ちます。
❸ 楽にして20秒間休みます。これを10セット行います。

Part 9

舌のトレーニング

　舌についてはChapter1 Part5で「噛む」ための役割、Chapter2 Part2では「飲む」ための役割について解説を行いました。ここでは舌のトレーニングの方法を知っていただき、その効用について理解していただきたいと思います。

　まず大切なことは「舌にはニュートラルポジションがある」ということです。ニュートラルポジションとは「本来の位置」ということです。では、あなたの舌の位置が正しいかを確認してみたいと思います。

　体の力を抜いてじっと前を向いてください。そして上下の唇はそっと閉じ、少し静止してください。その時の舌の先端（舌尖）はどこにありますか？ 上顎中切歯（Chapter1 Part7）の裏側（舌側）のすぐ後ろで、口蓋（Chapter1 Part6）のやや膨らんだ（切歯乳頭）あたりに、舌尖の中央がそっと触れていれば理想的な位置です（図1）。ただし舌の位置が正しくても安心しないでください。その時の姿勢を鏡で確認してください。姿勢は正しいですか？ 顎を引いていますか？ 頭が左右どちらかに傾いていませんか？ 鏡で姿勢を確認したら、再度舌の位置を確認してください。舌の位置が切歯乳頭付近からずれていたり、口蓋から離れていると問題です。姿勢が悪い（猫背など）と、頭頸部の筋のどこかに過度な緊張を生じることがあり、そのため舌がニュートラルポジションから離れてしまうことがあります。また咬み合わせが悪いことが原因で舌の位置が悪くなる場合もみられます。

　もし舌の位置が悪い場合は、意識してニュートラルポジションに修正しましょう。その際に重要なことは、初めは必ず鏡の前に座り、姿勢を正し、顎を引いて、そして舌の位置を確認することです。慣れてきたら、テレビを見ていても、電車の中でもつねに姿勢と頭の角度が正しく、そして舌の位置がニュートラルポジションにあるかを確認するようにしてください。

舌を鍛える

舌は4つの内舌筋と3つの外舌筋から構成されている

図1　舌のニュートラルポジション

上顎中切歯のすぐ後ろに切歯乳頭という少し膨らんだ部分があります。この周囲で体の正中に舌の先端が自然に触れているのが理想です。

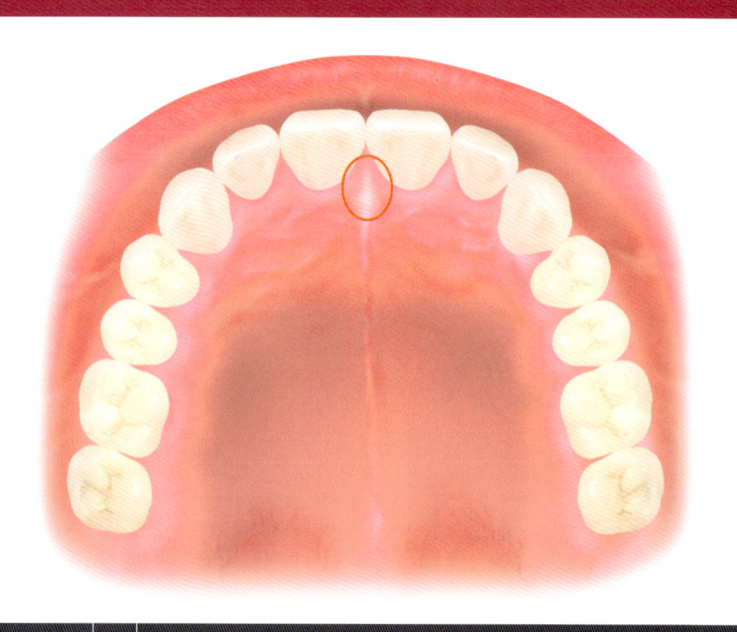

ことはChapter 1 Part 5で解説しました。これらの筋を鍛えます。

　初めに鏡の前で姿勢を正し、顔の位置を正中に整えてください。そして斜め45°くらい上を見上げるように下あごを上に突き出してください。そこから軽く口を空け、舌をまっすぐ少し舌の下が痛くなるまで突き出します。その形を30秒間保持し、2分間休みます。これを5セット行います。舌を前に突出させるためには、舌骨を前方に引く必要があります。これにはオトガイ舌骨筋、顎二腹筋前腹の収縮が必要となります。そしてオトガイ舌筋と内舌筋の強い収縮も必要です（図2A,B）。手で下顎中央と舌骨の間を触ってみてください。オトガイと舌骨をつなぐ筋肉が収縮して硬くなっているのがわかります。

　次に舌尖部がニュートラルポジションにあるのを確認したら、いつもより強く舌尖を口蓋に押し付けます。そこからカラ嚥下といって、唾液を飲むように嚥下を行ってください。その際、舌を口蓋に強く押し付けながら少し意識して、頭に「ごっくん」と文字を浮かべながら嚥下をしましょう。これを2分間休んで5セット行います。

　この2つの運動で舌は鍛えられます。毎日続けることによって、表情筋の一部や広頸筋のトレーニングにもなり、下顎のラインがすっきりしてくると思います。歯並びと咬み合わせは、咀嚼・嚥下時の口唇・頬と舌の力関係でその位置にあることを解説してきました。いい笑顔、すなわち好印象な口元を作るための筋肉を鍛え、はたらいてもらうことが重要です。

図2　舌突き出し体操

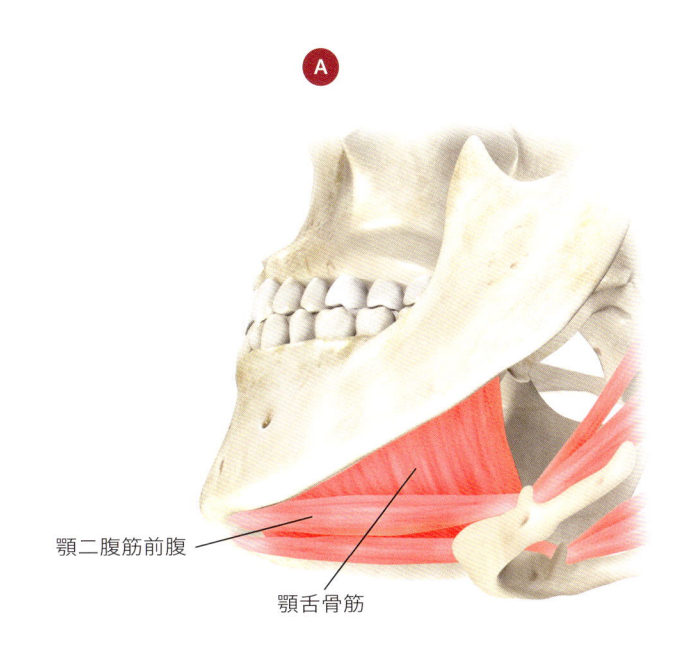

A

顎二腹筋前腹
顎舌骨筋

舌の体操は舌だけでなく、舌の下にある多くの筋群にトレーニング効果が表れます。

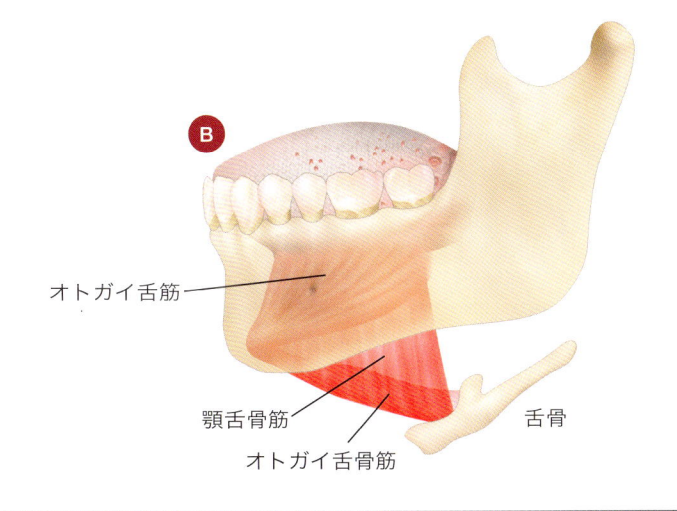

B

オトガイ舌筋

顎舌骨筋
オトガイ舌骨筋
舌骨

Part 10
若くあるための基本：姿勢を正しく！

　頭蓋骨は、体の背骨（脊柱）の一番上に位置しています。

　脊柱は腰までで24個の椎骨という骨で構成されています。椎骨は部位によって名前が変わり、頸部では7個の頸椎、胸部では12個の胸椎、腰部では5個の腰椎、となります。脊柱は、上部に載る（関節する）重たい頭部を支えるため、適度な生理的湾曲を描いています。直立して生活をしている人類にとってとても重要な湾曲です。背骨を伸ばした理想的な姿勢では、頸部に前方の湾曲、胸部に後方の湾曲、腰部に前方の湾曲ができます。横から見ると「S」の文字と似ていることから「S字状カーブ」と呼ぶ場合があります（図1）。

　また、脊柱は車両のサスペンションに例えることができます。車両は路面の凹凸から受ける衝撃を車体に伝えない緩衝機能が必要で、サスペンションはその役目と、車軸や車輪などの位置決めなどの役割も果たしています。脊柱も体に伝わる振動に対する緩衝、位置決めなど、車両のサスペンションとよく似た役割を担っています。猫背の状態など姿勢が悪い場合、車両でいうとサスペンションが曲がった状態で、正常に機能しません。人体も同様です。脊柱がS字状カーブを呈していることは、人体のサスペンションとしての機能を発揮するために必要なことなのです。

　姿勢を保持するためには、体の奥：脊柱の周囲の筋肉である「インナーマッスル」が重要な役割を果たしています。猫背など若いときからの姿勢の悪さは、インナーマッスルが間違ったはたらきをしてしまい、徐々に姿勢が崩れていきます。

　たとえば姿勢を正した状態からひじを曲げずに横から腕をまっすぐ天井に向かって伸ばしてみてください。すっと腕は上がると思います。次に背中を丸く猫背にして同じ動作を行ってください。腕は上がらないか、上げるのがとても大変だと思います。でも無理に高く限界まで上げて20秒間くらい我慢してみてください。筋肉にかなりの負担がかかっていることを体験できると思います。これは腕を挙げるために必要な肩甲骨の動きを姿勢の悪さが制限することによるものです。

　正しい姿勢は、頭頸部はもちろん体の筋肉を正常に機能させるためには大切なことなのです。大きな鏡で自分の側面から見たシルエットをつねに確認しましょう。

図1　正しい姿勢の骨格を知る！

猫背の状態 A から脊柱を伸ばした姿勢 B 。脊柱の頸部は前にカーブ、胸部は後ろにカーブ、腰部は前にカーブしているのが理想です C 。この姿勢によって、頸部はもちろん、体の多くの筋が正常にはたらくようになります。これだけで断然若く見えます。そして頸部はもちろん、体の多くの筋肉が正常にはたらくようになり、実際にウェルエイジング効果が生まれます。

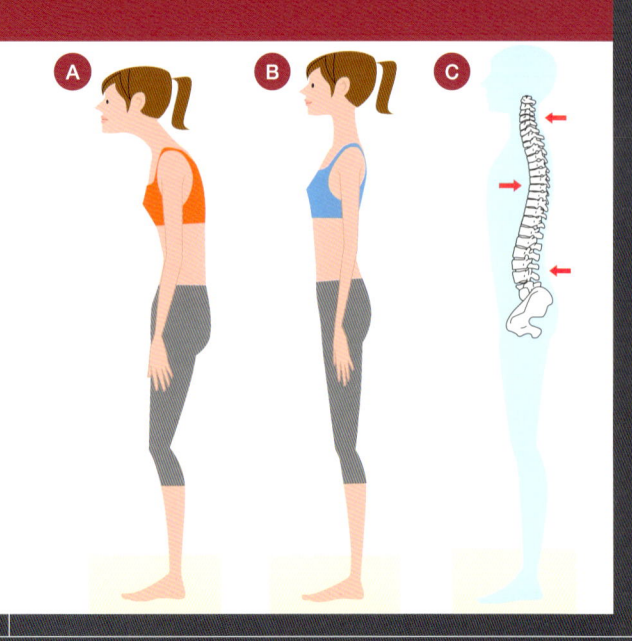

まとめ

老化に逆らうことのできる筋組織

　ヒトの体の多くの部位の老化は、20歳前後に成長が終わるとすぐに始まることが知られています。スマイル、咀嚼、嚥下にとって重要な頭頸部の筋群も、あまり運動をしないと筋線維一本一本についた運動神経の多くは、一つの筋肉の中で一部の筋線維しか活動しないように抑えられ休んでしまいます。しかし、成熟後も老化とは逆行するように骨格筋は成長することができます。

　Chapter 4で解説したトレーニングを行うと、より多くの運動神経が筋線維を動かすために眠りから覚めていきます。すなわち筋肉の稼働率を上げていくのです。体の筋肉であれば次に筋肉が肥大していくのですが、表情筋、軟口蓋、咽頭などの筋は、四肢筋とは少し性質が異なるため「筋肉がもりもり」発達することはありません。しかし、元気に活性化された筋線維からは成長因子など多くの「若返り物質」が作られます。たとえば表情筋や広頸筋は皮膚のすぐ下層に位置していることはもう理解していただけたと思います。この筋群が元気になって「若返り物質」を周囲に放出したらどうなりますか？　そうです！　皮膚も"つるつる"で"みずみずしく"なる可能性があるのです。

　Chapter 3で、ウェルエイジングのためには「正しい姿勢。正しく噛む。正しく飲む。」ことが重要であることをお話しました。Chapter 4ではもう一歩進んで、若々しくあるための、そして口腔の機能を高めるためのエクササイズの効用について解説しました。そして、そのためには体操の方法だけ覚えるだけでは不十分です。頭頸部の筋肉を知り、そのエクササイズの意味を理解しましょう。

Chapter 5

口腔から
全身の健康へ

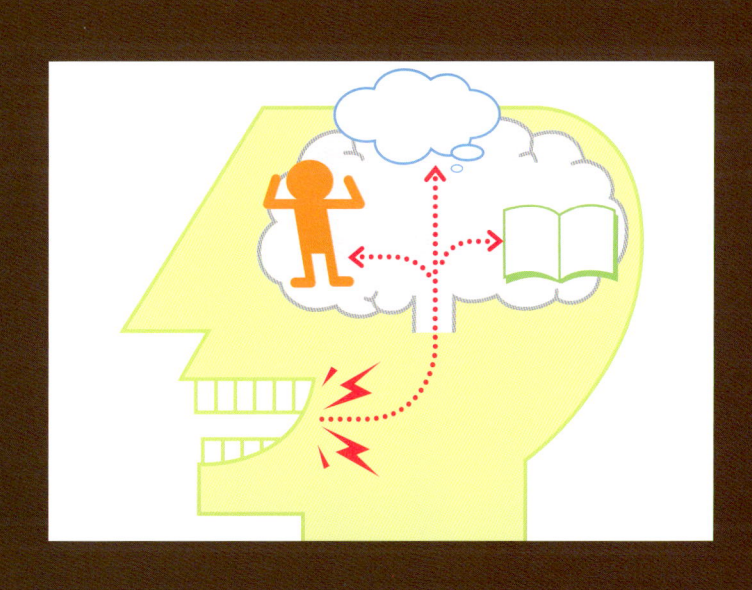

Part 1

腹6分目の効用

われわれ人類の口腔の形態、機能は、進化の過程でさまざまな"理由"で合目的に造り変えられ、そして現在があります。そのもっとも重要な"理由"は、「合理的に栄養を摂取するため」というものです。生まれたばかりの哺乳類が授乳時、ミルクを飲みこぼさないために進化した「頬」がそのよい例です。

さらにわれわれの身体は、進化の過程で形態的な特徴だけでなく、すばらしい潜在能力を身に付けました。それは動物が"死"に直面してしまうもっとも恐ろしい「飢餓状態」に対する適応能力です。近年「断食」の効用が見直されています。断食によって、飢餓状態に対する体の適応能力が発揮されるからです。多くの効用がさまざまな点から指摘されています。そのひとつは、食べないことによって体に蓄積された脂肪が燃焼されエネルギーに変えられることです。しかも、病的な細胞に蓄積された有害物質さえも排除される可能性が指摘されています。ダイエット以上の効用があるのです。それだけではありません。この解毒によって、脂肪を燃焼する際に作られた物質（ケトン体）が脳に運ばれ、脳は今まで以上の潜在能力を発揮するようになることも明らかとなっています。

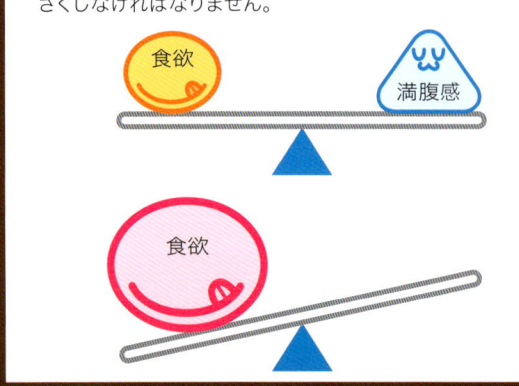

「断食」は仕事や家庭の日常生活の中で、少し現実的ではないかもしれません。ただいつも「少しおなかがすいた状態」を維持し、その状態に慣れる「腹6分目」を実践することによってもさまざまな効用が生まれます。

食欲と満腹感

食べておいしいと感じると脳の報酬系が活性化し、ドーパミン（快感の物質）が増加します。ヒトはこの快感を求めさまようのです。この快感にストップをかけてくれるのが満腹中枢です。

満腹感は個人によって異なります。食欲に対する満腹感は、シーソーで考えるとちょうどバランスをとった状態になることです（図1）。脳にある満腹中枢は食欲をコントロールしています。個人によって食習慣が異なるため、ある人はご飯半膳で満腹になるのに、ある人はご飯を3膳食べなければ満腹になりません。このように満腹中枢の閾値は個人で異なります。すなわち、食欲の閾値さえ小さくなってくれれば、満腹感も小さくてすむのです。

では、満腹中枢にある食欲の閾値はどうすれば下がるのでしょう？

近年、ヒスタミンという物質が脳内で食欲を小さくする可能性が明らかとなりました。しかし、ヒスタミンは直接摂取しても、脳にある関門を通過することはできません。そこで、ヒスチジンという物質の経口摂取が注目されています。ヒスチジンは食後、血流にのって脳へ運ばれヒスタミンに変化するのです。ヒスチジンは日本人が大好きな"カツオ、ブリ、マグロ"などに多く含まれています。しかし、また難しい問題があって、ヒスチジンは「作られるもの」だということです。これをただ胃に入れただけでは、ヒスチジンを摂取したことにはならないのです。"カツオ、ブリ、マグロ"などを細かくして、十分な唾液を混ぜることによって作られます。すなわち、よく噛むことが必要ということです。

図1 食欲と満腹感のシーソーゲーム

食欲が"黄色"→"ピンク"のように大きくなると、"満腹感"も大きくならないとバランスがとれません。大きくなった"食欲"は「ピンク→黄色」のように小さくしなければなりません。

Part 2

長寿遺伝子スイッチ・オン

マサチューセッツ工科大学（レオナルド・ガランテ氏のグループ）の研究で、サーチュインという長寿遺伝子が発見されました。だれにでも、どんな生物にも存在します。ヒトでは10番目の染色体に存在しています。ただし、サーチュイン遺伝子は普段は活性化していません。活性化させるためのトリガー（引き金）は「少ない食事」であることがわかっています（**図1**）。ミネラル、ビタミンなど必要な栄養は摂取しながら、エネルギー摂取量を抑えるPart1で解説した「腹6分目」を実践することによって、サーチュイン長寿遺伝子が活性化していることを信じましょう！

サーチュイン長寿遺伝子の機能

ヒトのサーチュインは7種類（SIRT1-SIRT7）知られています。食料不足などの緊急事態、すなわち環境ストレス因子に反応し活性化され、細胞修復、エネルギー生産などに影響を与え、生体機能を維持する方向へ導きます。またこれまでの研究で、サーチュイン遺伝子の活性化によって、長寿につながる糖尿病の予防、がんの抑制、老化そのものの抑制…などが報告された夢の遺伝子です。近年さらにサーチュイン遺伝子の機能として、活性酸素の抑制、骨粗しょう症や脱毛などの予防、肌がみずみずしくなるなど、多くのことが次々に議論されています。ある統計によると、100歳以上の元気な老人の多くは"若い時から小食だった"というものがあります。このような高齢の方々は、きっとサーチュイン長寿遺伝子がつねに働いていたのかもしれません。

ただし、成長期、妊婦、病気で栄養摂取が必要な高齢者など、食事制限が適していない場合も多くあります。また元来"食が細くスレンダーな人"がさらに食事制限するのも問題です。

サーチュイン遺伝子の効果に反論

2011年秋、世界でもっとも権威のある学術誌のひとつ「Nature（ネイチャー）」に、ロンドンの研究チームがサーチュイン遺伝子の長寿効果に疑問を投げかけた論文を発表しました。効果を否定する明白な証拠も提示されました。またレオナルド・ガランテ氏も同誌に実験の不備を認める短報を寄せています。

ただしこれは「食事制限が長寿につながる。」ということを否定したものではありません。あくまで食事制限によってサーチュイン遺伝子は活性化されるものの、この遺伝子だけではない、それ以外の要因も長寿につながった可能性について言及しているのです。そして「サーチュイン遺伝子だけが長寿を導く万能の遺伝子ではないが、この遺伝子は長寿に間接的には関与している」などの研究報告も続々となされており、今後もさまざまな議論が予想されます。「**食事制限が長寿につながる**」ことだけは間違いがないことです。

図1 サーチュイン遺伝子の活性化

食事の質と量、食事の時の姿勢、食べ方を再考し、適度な運動の習慣をつけると、長寿遺伝子が活性化するかもしれません。それを信じて続けましょう。

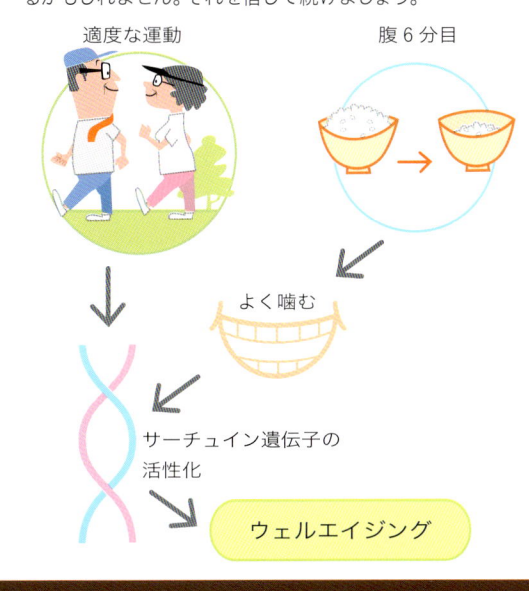

適度な運動　　腹6分目

よく噛む

サーチュイン遺伝子の活性化

ウェルエイジング

Part 3

脳の活性化：
歯と骨をつなぐ歯根膜の役割

　歯と歯槽骨の間には、2つのまったく違う世界をつなぐ"歯根膜"という組織があります。この中には強い歯根膜線維が存在し、この線維の両端はしっかり歯と歯槽骨に入り込んで両者をつなげています（図1）。歯が歯槽骨の歯槽というくぼみからスポスポ抜けないのはこの線維のおかげです。さらに歯に伝わる力に対するクッションの役目も担っています。このように歯根膜の40～50％は線維でできています。線維以外の部分を実質と呼び、血管、細胞が豊富に存在しています。この細胞とは、線維を作る線維芽細胞、骨を作る骨芽細胞、セメント質を作るセメント芽細胞、骨を破壊する破骨細胞などです。

　また、歯根膜には脳の神経で最大の三叉神経の枝が多く分布しています。噛んだ時に歯根膜に伝わった力は、この太い神経を経由して脳に伝わります。すなわち口腔と脳をつなぐセンサーです。口腔内には多くのセンサーがありますが、歯根膜のセンサーはとても感度良好です。

図1　歯根膜線維

歯槽骨、歯根周囲のセメント質に侵入する線維をシャーピー線維と呼びます。この線維の間の空間に、多くの細胞、神経、血管などが分布しています。

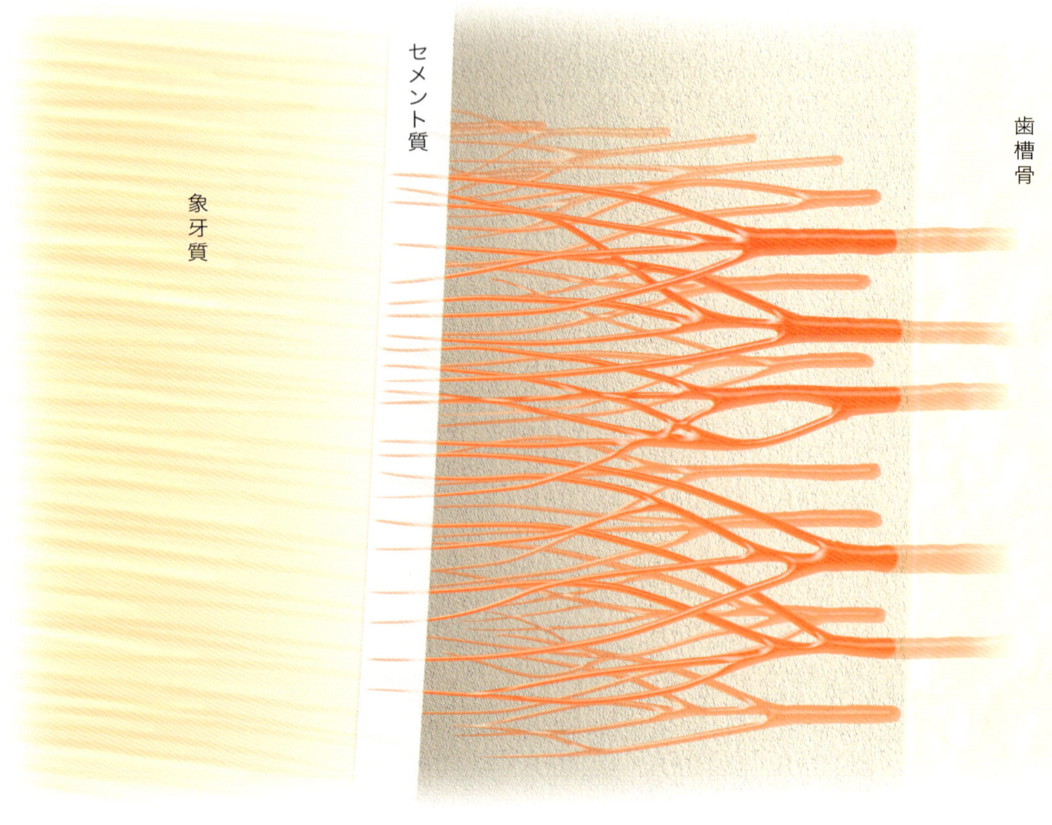

象牙質　　セメント質　　歯槽骨

咀嚼中、「卵焼きを食べている時、その中に卵の殻のほんの一部が入っていてもすぐ気がつく」、「食事中、お肉のほんの一部が歯と歯の間にはさまってもそれがすぐわかる」といったことは敏感な歯根膜センサーのおかげだったのです。

歯根膜センサーからの情報を受け取る部位

歯根膜からのセンサーは、脳の中で意欲、思考、記憶などに関係する部分に伝わり刺激することがわかっています（**図2**）。すなわち「噛むこと」は「元気に生きること」につながり、その鍵となるセンサーが歯根膜の中にあるのです。

研究によって結果は異なる場合もありますが、最近下記のような部位が「噛む」ことによって活性化されると発表されています。

感覚野：歯に加わった圧力がどこからのものか認識する部位
運動野：筋肉に「動け！」と指令を出す部位
前頭前野：適切な社会的行動の調節、考えや行動を組み立てる、などを司ると考えられている部位
海馬：記憶を保存していると考えられている部位
線条体：人がもつ「やる気」と関係すると考えられている部位

図2　歯根膜センサー

「噛む」刺激はセンサーから脳に伝わり"生きる力"を倍増します。

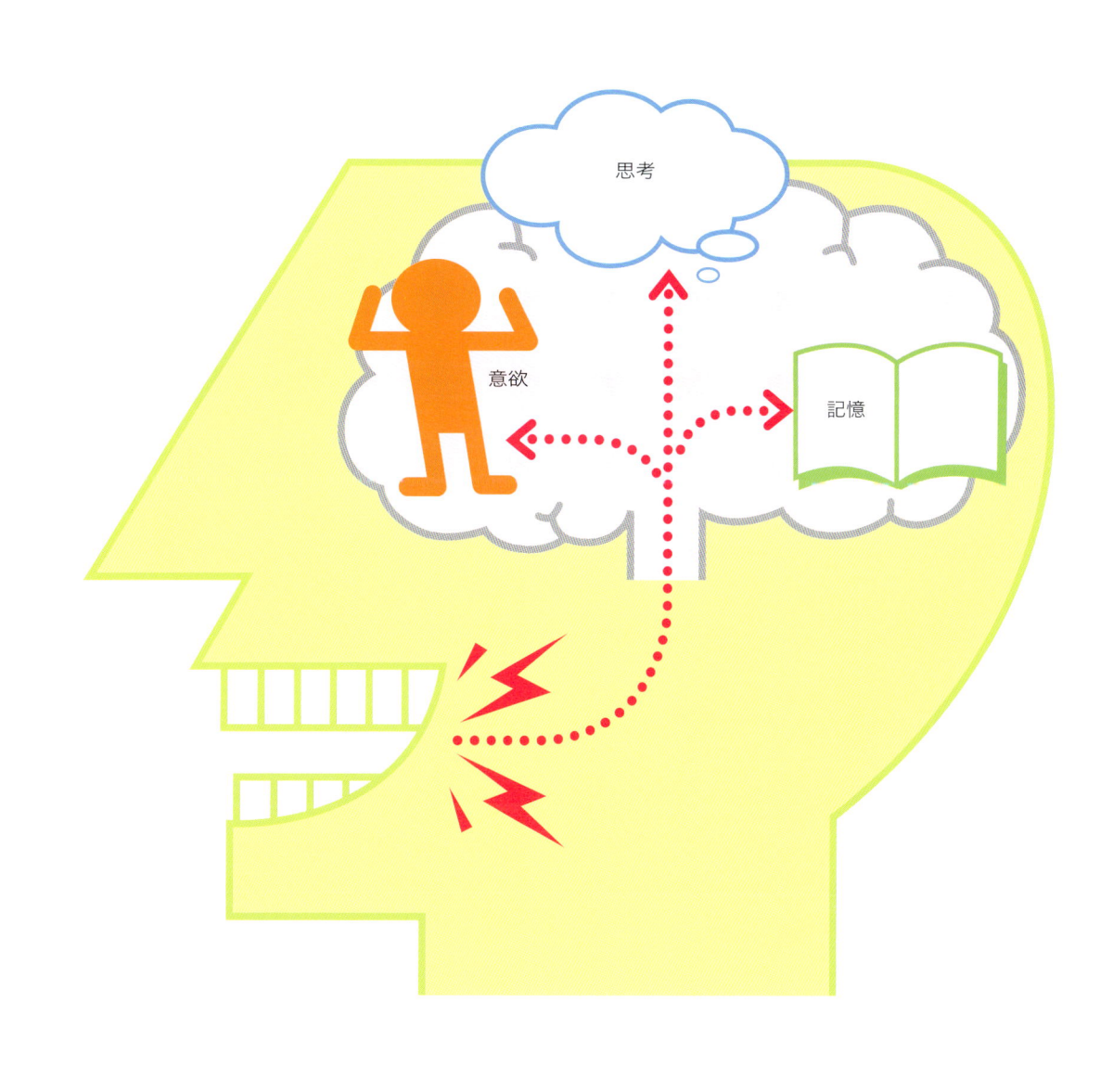

噛む：生きる力の源(みなもと)

　今から半世紀前、石上健次先生という有名な歯科医師が、歯が抜けて食事をしなくなり痩せてしまった上野動物園の老齢のロバに入れ歯を作ったことがあります。このロバは人気者だったため、当時大変話題になりました。多くの人がみつめる中、ロバの口に入れ歯が入ると、ロバはなんと草を食べ始め、元気になりました。痩せていた体が元に戻っただけでなく、元気も出てきたということは、脳が活性化されて若返ったことにほかなりません。「噛むこと＝"ウェルエイジング"」をたとえる有名なエピソードです。

　歯が抜けて入れ歯になっても、粘膜の下には同じ三叉神経がたくさん分布しています。入れ歯を作るなど、きちんとした歯科治療は、脳へのセンサーに対する治療でもあると考えることができます。そしてウェルエイジングにとって「噛むこと」がいかに大切であるかを十分に理解していただきたいと思います（**図1**）。

"入れ歯"の効用

　何か重たいものを持つ時、握力測定の時、歯を噛みしめていませんか？ 体のどこかに力を入れて"踏ん張る"のと"噛む"ことは密接に関係しています。100ｍ走の選手など短距離選手の多くも走っている最中、呼吸をせず歯を食いしばります。

　Chapter2 Part2では、顎関節の解説をしました。"噛みしめる"とは、顎関節がしっかり固定されることです。すなわち下顎骨が安定し、それは体の骨格を正しい位置に整えることにつながります。その結果、骨を動かす骨格筋が最大の力を発揮できる環境が整うのです。そして噛みしめている最中、口腔のセンサーからの刺激は脳へ到達し、Part3で解説した運動野の能力を最大限高めていると考えられます。

　むし歯や歯周病で「歯を喪失する」と歯根膜はなくなります。よって歯根膜センサーもなくなってしまいます。しかし粘膜の下にある骨膜にあるセンサーも歯根膜センサーと同じ神経です。

　歯を喪失したら、入れ歯を入れることが重要です。入れ歯によって"噛みしめる"ことができるようになります。よって下顎骨が安定し、姿勢が整うことによって筋肉は最大の力を発揮できるようになります。そして、入れ歯の下の粘膜にある骨膜センサーから情報を受け取った脳の重要な部位が活性化されていくのです。

　すなわち、入れ歯は生きる力を高めてくれる人工臓器となるのです。

図1 入れ歯から脳に伝わる刺激

きちんと合った入れ歯は粘膜、筋、骨の神経を適度に刺激し、その刺激は脳に伝わります。また、血液の循環もよくなることで脳細胞が活発化され、ウェルエイジングにつながるさまざまな効用が生まれます。

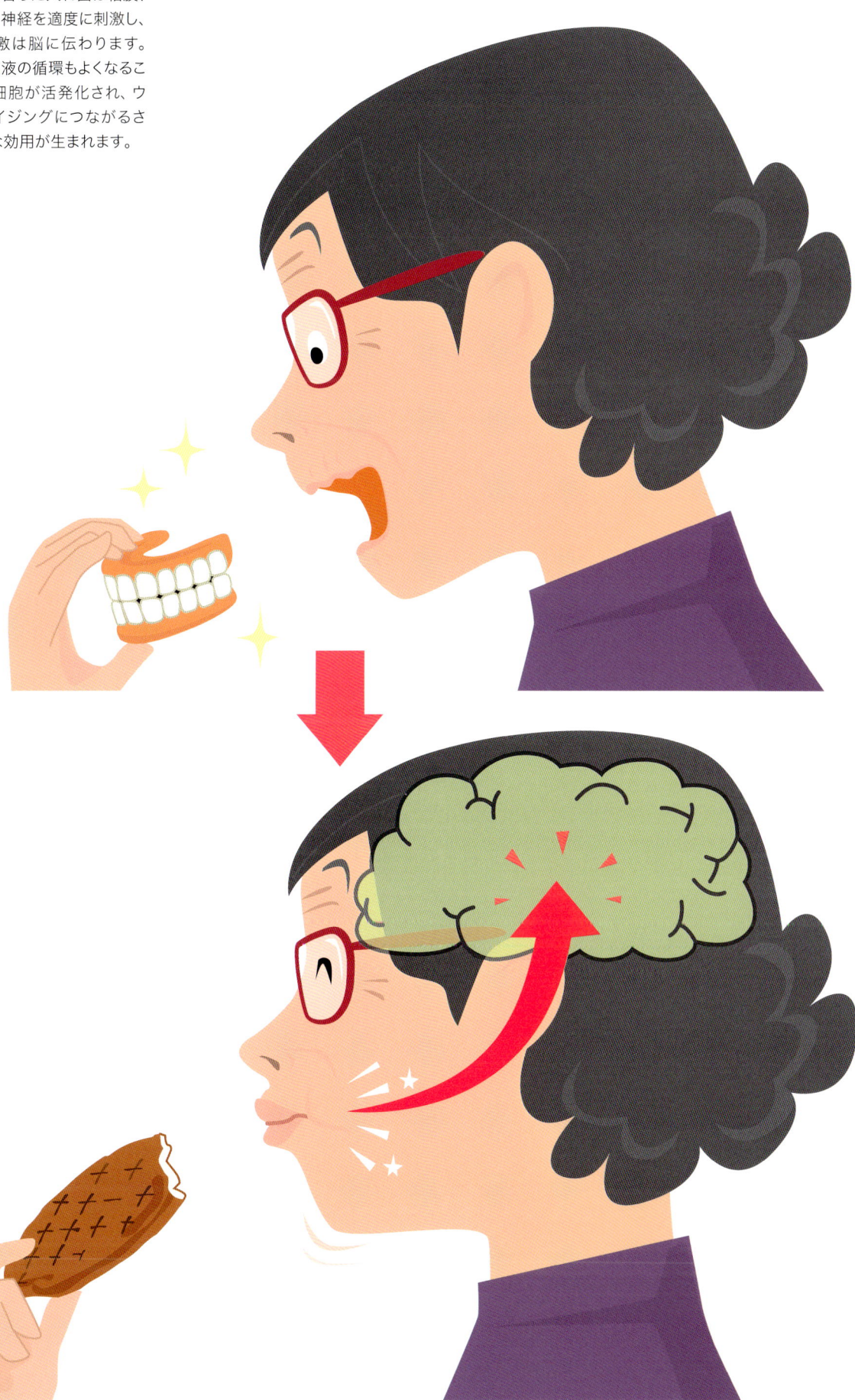

Part 5

筋力アップと健康

　体には多くの筋肉が存在します。「力こぶ」を作る上腕の筋肉はわかりやすいですが、皮膚のすぐ下の筋肉だけでなく内臓、心臓も筋肉でできています。口腔内では頬、舌、軟口蓋（のどちんこ）も粘膜の裏に筋肉があり、状況に応じて粘膜を必要な形に動かしています。また、目の中にも眼球を動かす多くの筋肉があります。これらの筋肉は、運動をしていない時でも体の中で活動（＝収縮）しています。

　そのようなイメージはないかもしれませんが、たとえば呼吸を例に考えてみましょう。当たり前ですがわれわれは寝ている時も呼吸しています。すなわち24時間、肺の周囲は動いているのです。肺は自ら大きくなったり小さくなったりして、空気を吸ったり（吸気）吐いたり（呼気）することはできません。よって呼吸をするためには、主に肋骨でできた空間である胸郭を拡大、縮小しなければなりません。

　これには肺の下に大きく拡がる横隔膜、肋骨に付着する内・外肋間筋など多くの筋肉が関係しています。心臓も24時間拍動しています。心臓は心筋という特殊な筋ですが、筋肉が収縮していることには変わりがありません。また夕食に食べた食品も、寝ている間でも消化管、すなわち胃⇒十二指腸⇒空腸⇒回腸…と、消化、吸収されながら最後の大腸⇒直腸に送られています。これら消化管の壁は平滑筋でできており、この筋肉の活動によって大腸方向へ送られるのです。

　とくに運動をしていない安静時のエネルギー消費を基礎代謝と呼びます。筋肉の活動では、エネルギーが消費され発熱しています。基礎代謝によって生じる熱は筋肉のほかに、脳、肝臓など多くの場所で産生されていますが、筋肉はすべての基礎代謝の約1/3を産生しています。当然筋肉が多ければ、基礎代謝は高くなり、エネルギー産生時の発熱によって体温は上がります。この体温の上昇は体の健康を保ち、免疫効果も高め、血流がスムーズになり血液がきれいになります。さらに基礎代謝が高くなることによって脂肪が消費されればダイエット効果もあるということです。筋肉の増量は、さまざまな効用をもたらしてくれるのです。

筋力アップとウェルエイジング

　筋力のさまざまな効用は理解していただけましたか？そうなると"筋力＝体力"とも考えることができます。筋力アップというと「トレーニングジムでバーベルを挙げて…」とイメージすると思いますが、それは間違いです。健康のためには下半身の筋を鍛えることが大切です。それは"歩く"ことです。それほど難しくない"歩く"を実践、継続して下半身の筋力アップ、すなわち体力をアップしましょう（**図1**）！

　厚生労働省は「健康日本21（21世紀における国民健康づくり運動）」の中で、"栄養・食生活""身体活動・運動""休養・こころの健康づくり"などいくつかの目標を設定しています。この中で日常生活における身体活動の歩数では、現状（平均で男性8,202歩、女性7,282歩：高齢者では、男性5,436歩、女性4,604歩）から1,000歩（高齢者は1,300歩）の増加を目標に掲げています。1,000歩とは、約10分程度、600〜700m程度の増加です。また高齢者の1,300歩とは、約15分程度、650〜800m程度の増加です。少し努力すれば何とかなりそうですね。

　筋肉は活動時、周囲の組織を活性化する物質を産生します。歩くこと、そしてChapter4で解説した口腔周囲の運動によって、筋肉で産生された物質によって皮膚のシワ・たるみの一部が取れ、目立たなくなる可能性があります。人に見られがちな顔と首の周囲では、筋肉が鍛えられ皮膚が引きしまります。次に目に力が出てくると、周囲に若々しい印象を与えます。

図1 下半身の基礎代謝向上

"歩く"ことで、下半身に無理のない範囲の筋力アップ効果が生まれます。ウェルエイジングの礎でもある"下半身の基礎代謝の向上"も期待できます。

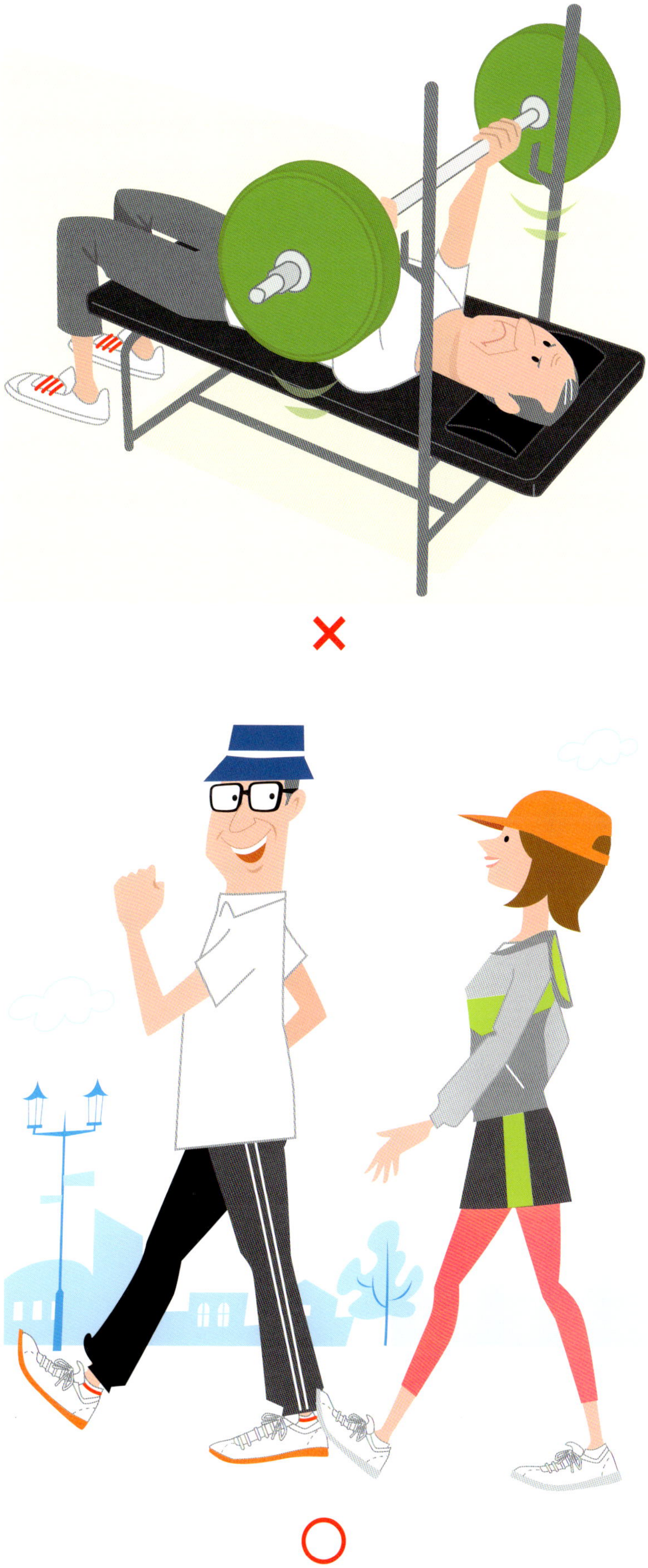

×

○

Part 6

25回以上噛む

"噛む"ことが"生きていく"うえで、本当にさまざまな効用をもたらしてくれることを理解していただけましたか？ここでは「どのくらい噛む？」「何を噛む？」に焦点を絞りたいと思います。

噛むことは、ただ単に口の中に入れたものを小さく噛み砕くだけではありません。唾液を混ぜ（Chapter1 Part4,8）、脳に刺激を送ります（Chapter5 Part3）。では何回噛めばいいのでしょう。筆者は講演会などでよく聞かれるその質問に対し、「理想は25回以上、だめでも20回はがんばってください。」と答えています。

"25回以上"には理由があります。筆者らが学生を集め「何回噛んで、飲み込むか」を普通のお弁当を使用し調べたところ、男子学生が12回程度、女子学生が16回程度でした。また、数名の学生は10回以下で、ほとんどペットボトルのお茶と一緒に飲み込んでいました。あまりに予想より噛む回数が少なくてショックでしたが、次に「飲み込もう」と思ってからさらに10回噛むように指示しました。また数種類の食材を用意し、食べるものを自由に選ばせ、意識的に25回噛ませました。そして、「どんなことでもいいので、25回噛むことによって普段と違うことを記載すること」という指示を出したアンケートをとりました。

その結果、「食べ物の形がなくなった」「前の食材を一度飲み込んでから次の食材を口に入れた」「噛むことに集中すると、普段よりおいしく食べることができた」「噛みごたえのある食材を選んでいた」などが記載されていました。これらの感想の中には、とても大切な情報がみられます。すなわち、習慣になるまで次のことを意識して食べることが重要です（図1）。

① 25回以上噛む。飲み込もうと思ってから10回噛む。
② 一度飲み込んでから次の食材を口に入れる。
③ 噛みごたえのある食材を選ぶ。

よく噛むことにより多くの唾液が出ます。たくさん出た唾液は咀嚼された食品と混ざることによって、食べ物のおいしさを引き出してくれます。25回以上噛むことを意識していると、後半に次の食材を口に入れることが少なくなります。そして、口に入れる食品の一回の量を自然と減らすようになります。この習慣は今までより早く満腹中枢を満足させ、食事の量が減少していくのです。

食材を選ぶ

ある動物実験に、固形の餌を食べている群と粉末の餌を食べている群の脳を調べたものがあります。栄養摂取やカロリーはまったく同じように設定した実験です。すなわち、噛む力だけに差が出るようにしたものです。その結果、固形の餌を食べている群は、有意に脳の特定部分に新しい細胞が多く増殖したとのことです。この部位は"記憶"に関係していると考えられている部位です。よく噛むと頭がよくなるのでしょうか？

ハンバーガーのようなファストフードはとても軟らかく、25回噛むのは大変です。"食べ方"と"食べるもの"はとても密接な関係があることを理解してください。そして「25回噛む」をいつも念頭におくことによって、自然と食材を選び、さまざまな効用によって健康に、そして"ウェルエイジング"な人生を得られます。

図1　25回噛む、食材を選ぶ

ハンバーガーなどのファストフードをあまり噛まないで、清涼飲料水で流し込むのは最悪です。歯ごたえのある食材を、よく噛んで食べる習慣をつけましょう。

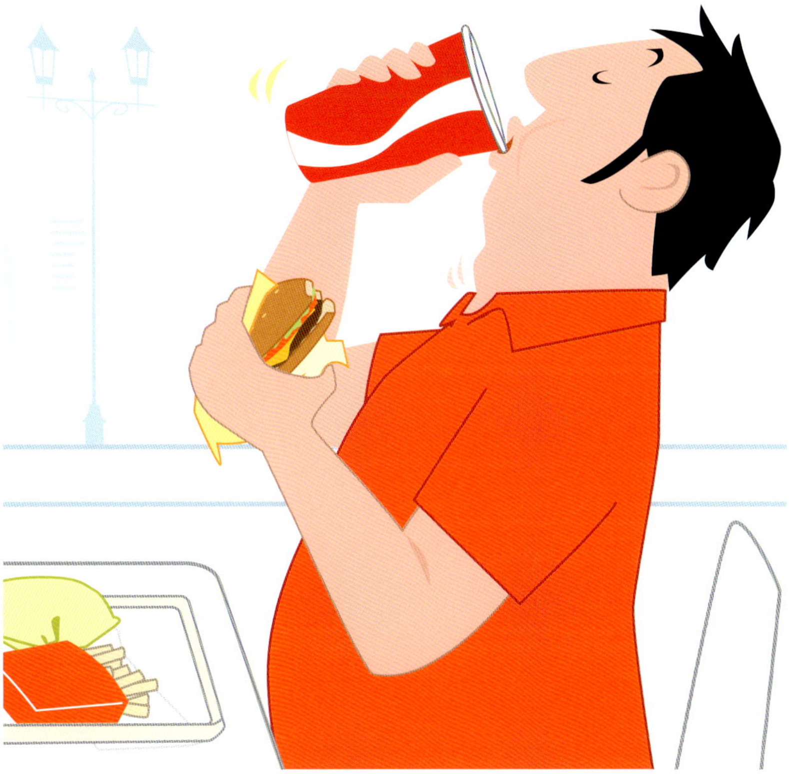

×

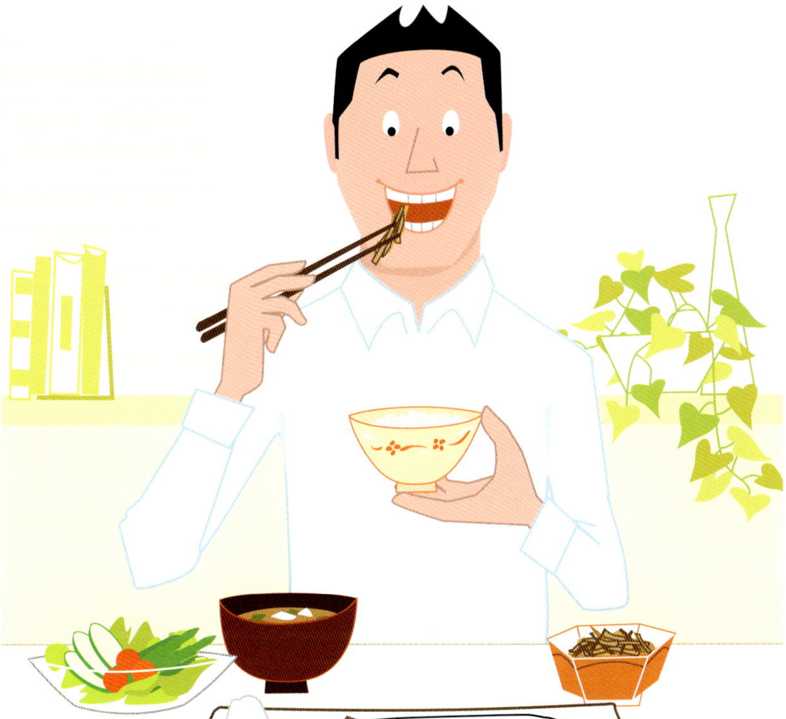

○

Part 7

体の酸化を防ぐ

　われわれの体には"活性酸素"なるものがはびこり、この活性酸素のはたらきにより体内の脂質、タンパク質、さらにはDNAまでも酸化させています。活性酸素を野放しにしておくと、"ウェルエイジング"な人生を送ることができません。この活性酸素を抑え込む物質が"抗酸化物質"です。つねに抗酸化物質を体に入れることが大切です（図1）。

　ある一定以上の紫外線は、体の活性酸素を増加させます。日光を受け光合成を行う植物は、紫外線から身を守るための化学物質を多くもっています。すなわちこれらの化学物質が"抗酸化物質"です。植物の抗酸化物質がわれわれの体内に入ると、すなわち野菜をたくさん食べると、ヒトの体にもともとあって活性酸素といつも闘ってくれている"抗酸化酵素"を活性化してくれます。

体の酸化が老化を早める！

　慢性的に野菜不足だとどうなるでしょう？　抗酸化物質が体内に入ってこないことになり、ヒトの体にある抗酸化酵素もはたらきが悪い状態が続くことになります。すなわち、活性酸素の体への容赦ない攻撃が続き、一部の細胞・DNAが損傷し、老化が早まってしまうのです。がんなどの病気になるリスクも高くなることが考えられます。

抗酸化物質を知る

①ポリフェノール
　植物に多く含まれます。種類は数千種類以上あります。大きく分けるとフラボノイド類と非フラボノイド類に分けられ、フラボノイド類として大豆、そば、非フラボノイド類として緑茶、ココアなどに含まれていることが知られています。また、赤ワインに多く含まれているのは有名です。これは、ブドウの皮の部分に多くポリフェノールが存在するからです。1990年代に起こった赤ワインブームは、ポリフェノールの効果に注目が集まったた

めです。ポリフェノールのOH基は、活性酸素を除去してくれます。水溶性で摂取後すぐに体の中で抗酸化効果を発揮します。その持続効果は短いため、こまめなポリフェノールの摂取を推奨します。

②大豆サポニン
　大豆に含まれ苦味やしぶみの主成分で、大豆食品の風味に関係している成分です。強い抗酸化効果があり、肌の老化防止に役立ちます。また、動脈硬化、高脂血症、がんの予防物質として知られ、血中コレステロールの低下作用もあります。がんの抑制は、細胞の突然変異を抑える効果があるためです。納豆・豆腐など、大豆から作られる食品を毎日摂取することが重要です。

　これら以外にもニンニクに含まれる"アリシン"、ゴマに含まれる"セサミン"などの抗酸化作用が知られています。

図1　活性酸素と食事のバランス

活性酸素とそれを打ち消す食事のバランスがとれていることが大切です。活性酸素が多くなる、または打ち消す食事ができていないとシーソーのバランスは左に傾きます。抗酸化物質を知り、食材を見直しましょう。

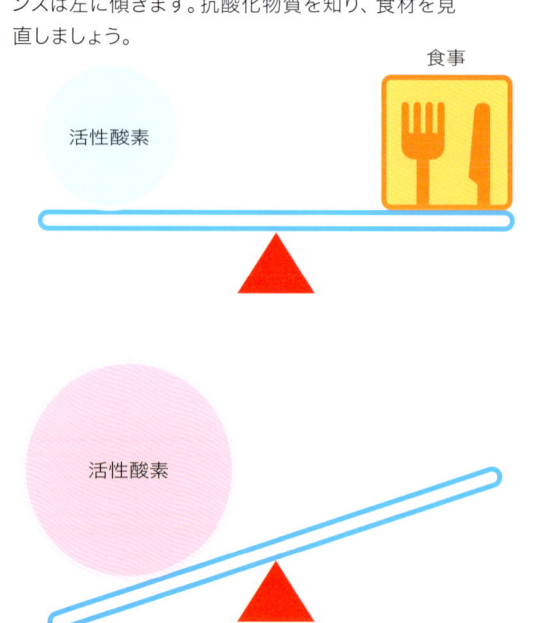

Part 8

自律神経が支配する口腔内環境

"脳"と"脊髄"は、体の各部にさまざまな指令を出し、また抹消組織からの情報を受け取っています。脳と脊髄を「中枢神経」と呼び、そこから役割の違う多くの種類の神経が出て、体の隅々まで走行し分布しています。脳、脊髄から出る神経を「末梢神経」と呼びます。

末梢神経のひとつに"運動神経"があります。たとえば電車の中でつり革につかまろうとして腕を動かすとします。これは肩から腕にある骨格筋の収縮によって行われる動作です。脳で「つり革につかまりたい」と思い、その意思が神経を伝わり、肩や腕の筋肉に到達すると筋肉が収縮します。このような神経を"運動神経"と呼び、運動神経によって意識して動かすことができる筋肉を"随意筋"と呼びます。運動神経は脳から体の抹消の方向へ向かいますが、逆向きの神経もあります。たとえば、手の甲をつねってみてください。この「痛い」という感覚は、手の甲から脳に伝わり脳が感じていることです。「鼻からの匂い」「口腔内からの味」「目で見る」：これらはそれぞれ"感覚神経""嗅神経""味覚神経""視神経"と呼ばれています。以上の5種類の神経を総称して「体性神経」と呼びます。

体性神経とはまったく種類の違う神経があります。これは自らが意識しないで、自然に体の各機能を調整するように働く神経で"自律神経"と呼ばれる神経です。

「体の中で自分では調節ができないもの」は何か？

これを考えてみてください。3つ以上思いついたらすばらしいです。代表的なものを記載すると…
① 心臓の拍動
② 発汗
③ ホルモンバランスの調節
④ 胃、肝臓、すい臓など内臓機能の調節
…などです。

では、口腔内ではどうでしょう？ 唾液の分泌が正解です。涙や唾液の分泌は自律神経が支配しています。自分の意思で、目や口から水道の蛇口の栓をひねるように涙や唾液をバシャバシャ出せる人はいないのです。自律神経は交感神経と副交感神経から構成され、分泌の微妙な調節を担っています。たとえば下顎骨の下部にある顎下腺は、交感神経が優位になると分泌量が減少し、粘性は増します。では「交感神経が優位」とはどのような状況でしょう？ 一番は"緊張している状態"です。舞台に上がって多くの人の前で何かを話さなければならない、という状況を想像してみてください。舞台の下で出番を待っている状態です。緊張して息を凝らしています。口の中は乾いて、唾液の粘性は増しています。昔の人はこの状態を"固唾を呑む"という言葉で表現しました。「唾液の粘性が増す＝唾液が硬い」とイメージしたのでしょう。

食事の際、交感神経が優位では"25回噛む"ことは苦痛です。唾液が少なく粘性が高いからです。気の許せる仲間や家族などとリラックスした環境で、会話を楽しみながらの食事をすることで、口腔内はサラサラ唾液で満たされ"25回噛む"ための環境が整うのです（図1）。

図1 耳下腺マッサージ

自分が緊張状態にあると感じると、口腔内では唾液分泌量が少ないことが考えられます。食事の際に耳の前方を円を書くようにマッサージしてください。ここには耳下腺があり、分泌を促します。この動作だけで口腔内環境が整い、無理なく25回以上噛むことができるようになりました。

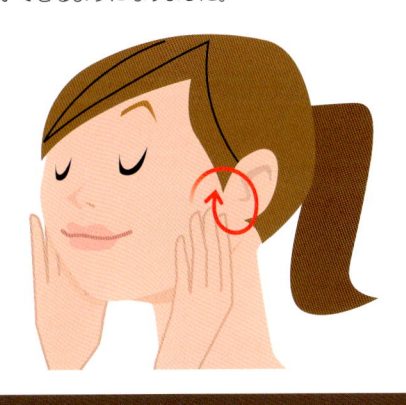

Part 9
副交感神経優位な人生
―生き方の極意―

　自律神経は大雑把に分けると、活動する時に優位になる交感神経と休養する時に優位になる副交感神経から構成されています。ヒトの体は交感神経と副交感神経がバランスよく働いてうまくコントロールされています（**図1**）。しかし、このバランスが乱れると身体機能、精神状態に悪い影響が及びます。たとえば、寝る時は副交感神経が優位になる必要があります。しかし悩み事があったり、友達だちとけんかしたことをクヨクヨ考えていると脳は興奮し、交感神経が優位な状態になり寝つくことができません（**図2**）。また夕方人前で話をする機会があり、極度な緊張状態をベッドまで引きずっていると、これも同様に交感神経が優位な状態が維持されて寝つくことができないか、夜中に起きてしまいます。すなわち、何らかの精神的なストレスは副交感神経の出る幕をなく

図1　自律神経

交感神経と副交感神経が微妙なバランスを保ちながら、血圧、発汗、分泌など多くの調整を行っています。

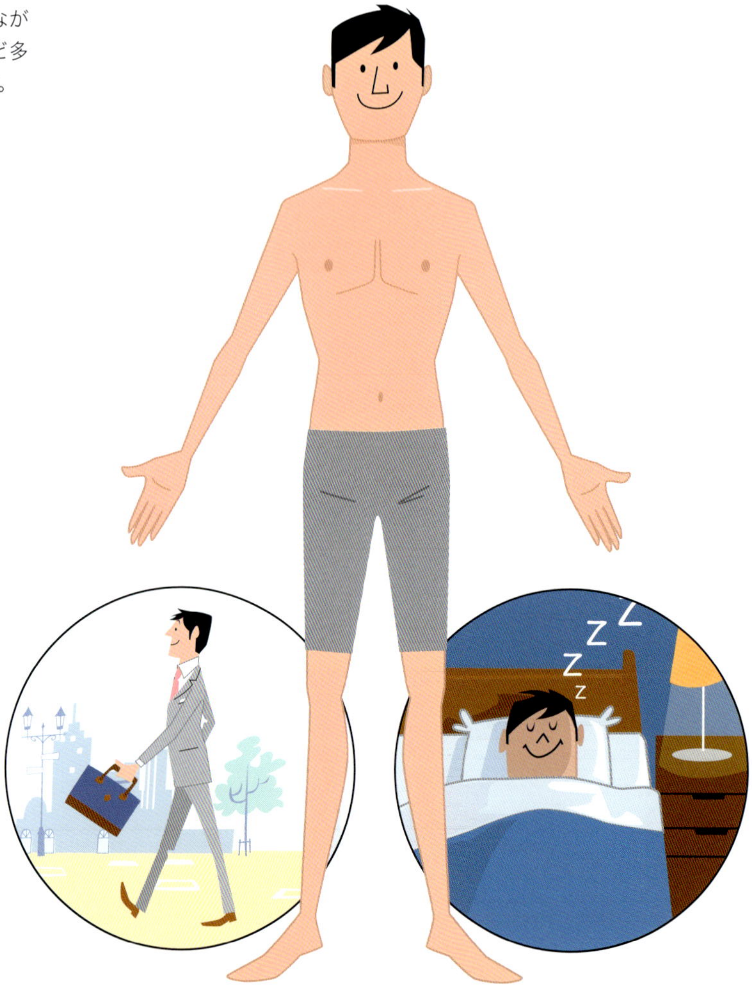

してしまうのです。

　幸せな日々を送るため、そして"ウェルエイジング"な人生のためには、自分なりの副交感神経を高める方法を見つけることが必要です。

　なかなかうまく自分をコントロールできないこともありますが、筆者が心がけてきた２つのことを挙げます。
①仕事や勉強は"項目"と"時間"の目標設定をして、その時間内に到達目標に達したら、スパッとやめてリラックスできる違うことを始める。すなわち、スイッチの"オン"と"オフ"をきちんと切り替える。
②目標を達成しても有頂天にはならない。65％くらいの感じでこっそり自分を褒めてあげる。

　この中でもっとも重要なことは、昼休み、夕食後など一日何回かきちんと自分のスイッチを"オフ"にする能力を身に付けることです。

　筆者は30代中頃まで、自分の"オフ"をむだな時間だと思っていました。むだな時間をなくそうと、無理して夜中まで研究を続けたり、家に帰っても12時過ぎまで論文を読みあさっていました。しかし、それがとても非効率的で生産性を下げていることがわかってきました。十分な睡眠と早起き、そして交感神経をフル稼働して目標をつべこべ考えずに達成し、そして休む。という単純な生活のサイクルが自分の"オフ"を呼び起こし、副交感神経優位な状態の恩恵にあずかることができるのだと思います。

　次に、能動的に副交感神経を優位にする方法を紹介します。そのひとつは、口腔から始まる消化器系へ"オフ"状態の時に、いつもと変わらぬわずかな活動を与えることです。たとえば、夜寝る40分ほど前に「少し砂糖を入れたホットミルクをコップ半分くらい飲んで、歯みがきして寝る」などの習慣を守ると、この「おいしい甘み」にリラックスして唾液はサラサラになり、脳は寝る体制に突入します。また、冷やした枕で頭部の温度を下げる方法もあります。効果には個人差がありますから、ご自分の方法を見つけることが大切です。

　最近"オフ"状態の時、体の中でいろいろな修復が行われているように感じるようになりました。"体の疲れ""心の疲れ"がスーッと引いていく中で、次の（明日の）目標設定ができれば、そのことにまた安心して、さらに副交感神経が活動してくれます。

　"得意淡然、失意泰然"という有名な格言があります。うまくいってもおごらず、うまくいかなくても焦らない。これは副交感神経優位な生き方に近いものがあると思います。

図2　自律神経を乱すストレス

昼間のストレスをクヨクヨ考えていると、夜でも交感神経が優位になり自立神経が乱れます。

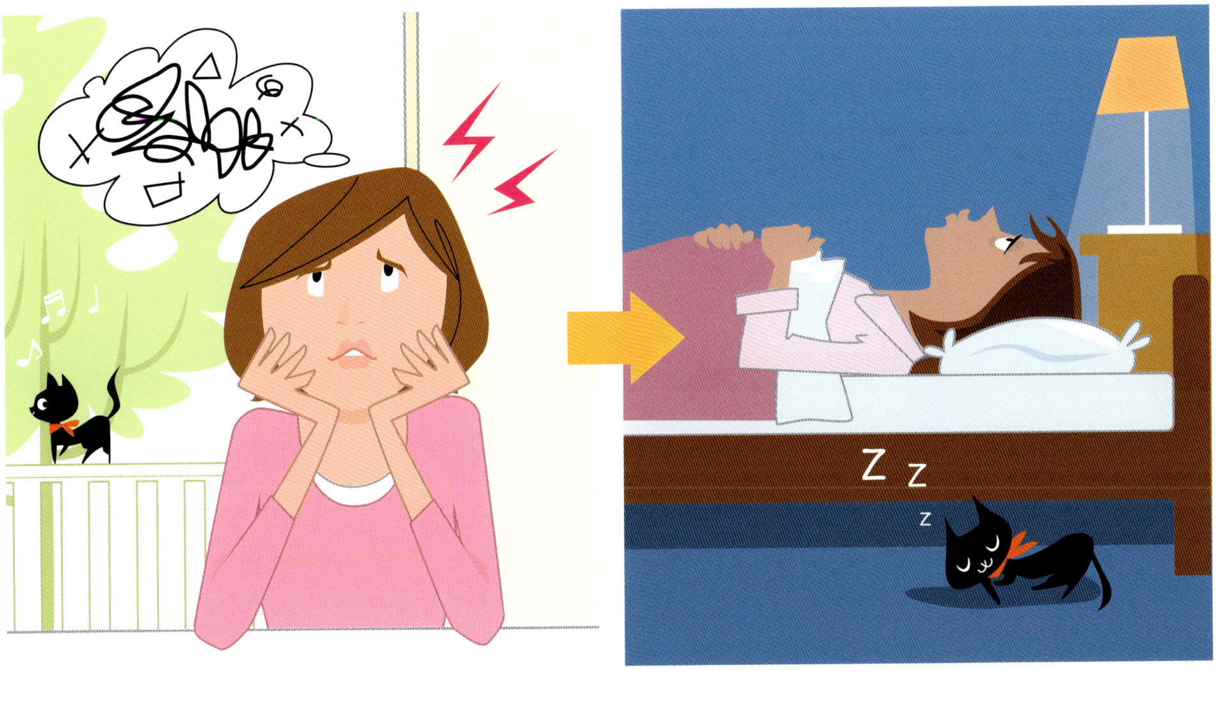

> まとめ

「カラオケ、よく噛む、よく食べる」：ウェルエイジングのための合言葉

　この一冊を通して口腔の構造、機能、そして食べることの意味を理解していただけたと思います。"正しく食べること"こそが"ウェルエイジング"に生きるためにはとても大切なことなのです。
　最後にまとめとして、"ウェルエイジング"のための合言葉を
「カラオケ、よく噛む、よく食べる」
とさせていただきます。50のトピックスの中で解説しましたいろいろな意味を含んでの合言葉です。

カラオケ

　家にこもって、だれとも話さない時間が多くなると口腔、咽頭、そして全身の筋力までも衰えてきます。いつもカラオケに行くことはできないと思いますが、毎日の散歩、人と話すこと、そして歌うことが一番の"ウェルエイジング"にとって大切な筋肉の筋力アップにつながります。発声と咀嚼・嚥下は同じ筋肉を使います。そういう意味で、ウェルエイジングのための最初の合言葉をあえて"カラオケ"としました。もちろんChapter 4のトレーニングを実践していただければ言うことはありません。

よく噛む

　よく"噛む"ことは、"ウェルエイジング"な人生を送るための"礎（いしずえ）"になります。まず姿勢を正し、頭部と体に左右のズレがないかを確認し、正しい位置で"噛む"ことが大切です。そして25回以上"噛む"ことによって、さまざまな効用が脳をはじめとする体の各部にもたらされることを忘れないで下さい。

よく食べる

　「活性酸素を低下させるため」「噛む回数を増やすため」、食材を選ぶことから"ウェルエイジング"のための食事は始まります。そして少し量を減らすことによって「腹6分目」の習慣がつき、とくにChapter 5で解説しました計り知れない効用を体にもたらせてくれるのです。"よく食べる"の"よく"とは、これらのことをすべて含んだ意味として理解してください。

Epilogue

"ウェルエイジング"の合言葉と意味をいつも頭の片隅において、
そのスタートは「口腔」にあることを知っていただけたと思います。
コミュニケーションのための「口腔」、食事をする「口腔」、
呼吸もする「口腔」。その構造を知り、機能のメカニズムを知り、
構造と機能の意味を知ることによって、
もっともっと"ウェルエイジング"のためにはどうすればいいか？に
興味をもっていただけると思います。
本書が若々しく、健康に、そして穏やかに年を重ねていくあなたの
"ウェルエイジング"の一助になることを願ってやみません。

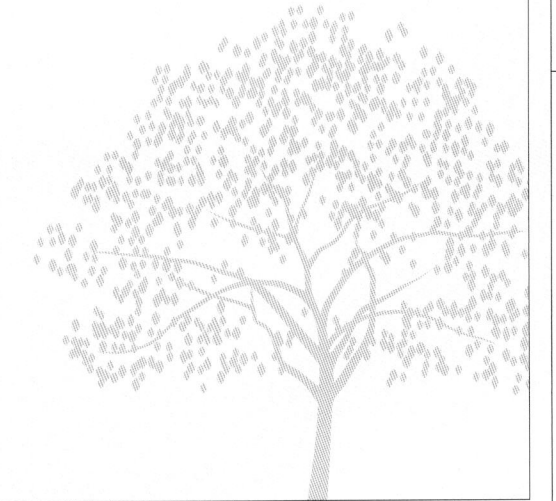

【著者略歴】

阿部　伸一（あべ・しんいち）
URL：http://abesh.jp/

1983年	芝高等学校卒業
1989年	東京歯科大学卒業
1993年	東京歯科大学大学院修了（歯学博士）
2008年	（台湾）台北医学大学口腔医学院 臨床教授（現在）
2010年	東京歯科大学教授 解剖学講座（現在）
2012年	（韓国）延世大学歯学部 外来教授（現在）

《学会活動など》
歯科基礎医学会評議員、日本解剖学会学術評議員、口腔インプラント基礎系指導医（日本口腔インプラント学会）、日本口腔インプラント学会代議員、日本顎咬合学会評議員　他

QUINTESSENCE PUBLISHING 日本

口が元気なら、若い！ぼけない！
口腔からウェルエイジング

2013年2月10日　第1版第1刷発行
2017年1月31日　第1版第3刷発行

編　　集　阿部伸一
発　行　人　北峯康充
発　行　所　クインテッセンス出版株式会社
　　　　　　東京都文京区本郷3丁目2番6号　〒113-0033
　　　　　　クイントハウスビル　電話(03)5842-2270(代表)
　　　　　　　　　　　　　　　　　(03)5842-2272(営業部)
　　　　　　　　　　　　　　　　　(03)5842-2279(編集部)
　　　　　　web page address　http://www.quint-j.co.jp/

印刷・製本　サン美術印刷株式会社

©2013　クインテッセンス出版株式会社　　　　禁無断転載・複写
Printed in Japan　　　　　　　　　　　　　落丁本・乱丁本はお取り替えします
ISBN978-4-7812-0300-3　C3047　　　　　定価はカバーに表示してあります